MARC SCHWOB

Le docteur Marc Schwob est médecin consultant migraine à l'hôpital Necker. Depuis de nombreuses années, il lutte pour une reconnaissance et une prise en charge de la maladie migraineuse. Il est président de l'association France migraine.

Retrouvez toute l'actualité de France migraine sur www.sosmigraine.com

W0373087

Guérir la migraine

POCKET Évolution

Des livres pour vous faciliter la vie !

Catherine Aimelet-Perissol
Quand les crocodiles s'emmêlent
Du bon usage de nos émotions
dans les relations adultes-enfants

Catherine Bensaid et Jean-Yves Leloup
Qui aime quand je t'aime ?
De l'amour qui souffre à l'amour qui s'offre

Frédérique de Gravelaine et Pascale Senk
Se libérer de ses dépendances
Comment devenir autonome
en se libérant de ses dépendances

Claude Halmos
Pourquoi l'amour ne suffit pas
Aider l'enfant à se construire

Thierry Jansen
La solution intérieure
Vers une nouvelle médecine du corps et de l'esprit

Jacques Salomé
Et si nous inventions notre vie ?
Mille façons de se respecter

Dr Marc Schwob

Guérir la migraine

Préface de Bernard Kouchner

ROBERT LAFFONT

Le Code de la propriété intellectuelle n'autorisant, aux termes de l'article L. 122-5 (2° et 3° a), d'une part, que les « copies ou reproductions strictement réservées à l'usage privé du copiste et non destinées à une utilisation collective » et, d'autre part, que les analyses et les courtes citations dans un but d'exemple et d'illustration, « toute représentation ou reproduction intégrale ou partielle faite sans le consentement de l'auteur ou de ses ayants droit ou ayants cause est illicite » (art. L. 122-4).
Cette représentation ou reproduction, par quelque procédé que ce soit, constituerait donc une contrefaçon sanctionnée par les articles L. 335-2 et suivants du Code de la propriété intellectuelle.

© Éditions Robert Laffont, S.A., Paris, 2001

ISBN 978-2-266-17723-8

À mon poisson d'étoiles
À Khaleb Béji et Héloula

Avec mes remerciements à tous ceux qui m'ont fait confiance, m'ont aidé et soutenu tout au long de l'écriture et de la maïeutique de ce livre, et notamment :

Abel Gerschenfeld, Sophie et Thierry Lehoux, Denise Canevet, Chantal de Bourmont, Michel Nézot, Bruno Pecile, Alexandra Santos, Pierre Dupas, Jean-Claude Larue, J.-P. Kempf, Jocelyne Launois, le professeur Michel Safar et toute son équipe, particulièrement Françoise, Véronique, Hervé et Albane sans oublier Gérard, Raymonde et Valérie Godel.

Toute ma gratitude va aussi à mes patients qui m'ont beaucoup appris à comprendre ce qu'était la maladie migraineuse et ont renforcé mon souhait de la voir disparaître.

Sommaire

Préface

Guérir la migraine : titre accrocheur et provocateur à la fois pour les médecins, les migraineux et les médecins migraineux car pour toutes ces personnes la migraine est réputée maladie incurable.

Ceux qui n'auront pas résisté à la tentation de parcourir, puis de lire attentivement le livre du Dr Marc Schwob ne le regretteront pas.

Issu d'une famille médicale, Marc Schwob fut, comme il l'écrit, « plongé dès son enfance dans le bain de la médecine quotidienne et de ses aléas ». Humaniste accompli — la richesse des citations qui émaillent cet ouvrage en témoigne —, il a très vite saisi que le médecin devait écouter avec une extrême attention les personnes malades, leur donner avec empathie des explications claires, détaillées et complètes.

Migraineux lui-même, il a mieux pu comprendre que cette maladie invalidante qui touche plus de 12 % de la population française méritait une véritable prise en charge médicale. En effet, sans symptôme apparent, la douleur n'étant qu'un vécu, elle est trop souvent mal prise en considération.

Le livre du Dr Schwob s'adresse d'abord aux médecins, à tous les médecins et en particulier aux généralistes fréquemment les premiers consultés par le migraineux. Ils y trouveront une très belle leçon de clinique :

— importance d'un interrogatoire patient, approfondi, scrupuleux ;
— finesse de la sémiologie, à condition que l'examen soit suffisamment subtil ;
— bonnes indications des examens complémentaires, en éliminant ce qui est à la fois toujours inutile et souvent coûteux ;
— importance de replacer la personne malade dans son environnement familial et sociétal ;
— choix des médicaments appropriés dans chaque cas et mise sur pied, en collaboration avec la personne malade, d'une stratégie thérapeutique et de son suivi.

Le livre du Dr Schwob s'adresse ensuite aux migraineux eux-mêmes. Il leur redonnera espoir ; il leur fera percevoir l'importance de la place qu'ils occupent dans la prise en charge de leur maladie. En effet, toute une série de conseils précis leur offrira l'occasion d'aller rapidement vers le soulagement, puis vers la guérison ensuite.

Rédigé dans un style clair, illustré par des vignettes cliniques et des écrits signés par de grands auteurs qui ont été eux-mêmes migraineux, le livre est d'une lecture aussi agréable qu'enrichissante.

Pour toutes ces raisons, c'est avec un grand plaisir que j'ai accepté d'en écrire la préface et ce d'autant plus volontiers qu'il poursuit deux objectifs qui me tiennent à cœur : le soulagement de la douleur, de toutes les douleurs et la prise en charge des problèmes de santé publique ; la migraine s'inscrit clairement dans le cadre de cette double préoccupation.

Docteur Bernard KOUCHNER
Ministre délégué à la Santé

Introduction

Confessions d'un migrainologue migraineux ordinaire...

Si un écrivain est si prudent qu'il n'écrirait jamais quelque chose qui puisse être critiqué, il n'écrira jamais quelque chose qui puisse être lu. Si vous voulez aider les autres, vous devez avoir l'esprit à écrire des choses que certains condamneront.

Thomas Merton,
La Quête de la contemplation.

Fils et petit-fils de médecin, je fus plongé dès mon enfance dans le bain de la médecine quotidienne et de ses aléas. Suivant mon père lors de ses visites de médecin généraliste, puis assistant presque en cachette aux interventions que faisait ma mère, l'une des premières femmes chirurgiens, le symptôme qui me frappa le plus dès cette époque fut celui auquel ils essayaient l'un et l'autre de remédier : la douleur. N'ayant donc aucun mérite à ma vocation médicale, celle-ci me guida dans mes études vers ce qui m'apparaissait comme le but ultime de la médecine : soulager le malade souffrant. *Curare dolor divinum est* me semblait être l'aphorisme d'Hippocrate le plus fondamental. C'est pourquoi, à la fin de mes études, je commençai de m'orienter vers la spécialité reconnue comme « spécifique » de ce symptôme, la neurologie puis la psychiatrie (puisque la neuropsychiatrie en tant que telle n'existait plus depuis 1968, éclatée entre ses deux parties, et qu'il fallait bien en choisir une) ; mon choix fut guidé par mon patron de neurologie, le professeur Pépin, qui me dit un jour textuellement, alors que je faisais fonction d'interne dans son service : « Puisque tu veux guérir les malades, oriente-toi donc vers la psychiatrie ; en neurologie, nous ne guérissons pas, nous ne faisons que pallier les déficits. »

Admis alors dans le service de psychiatrie du même hôpital Lariboisière, je bénéficiai de l'enseignement d'un homme étonnant, le professeur Gorceix à l'érudition fabuleuse et doté d'un grand sens humain du malade qui me permit de ne pas me limiter aux connaissances scientifiques que j'avais acquises mais d'utiliser aussi le bagage littéraire qui était le mien (j'avais en effet fait partie des derniers bacheliers de cette discipline à être admis en médecine), ce qui m'était d'une grande utilité dans mon rapport avec les patients — que je considérais, et considère toujours avant tout comme des êtres humains dans leur globalité et non comme des cas médicaux — et de me consacrer à ce que je considérais comme mon vœu le plus cher.

Mais soulager la douleur en psychiatrie, qui est la « discipline de la tête », c'était avant tout, par conséquent, traiter les céphalées. Cela tombait bien pour mes collègues de l'hôpital : pour eux, les malades céphalalgiques étaient avant tout, au propre comme au figuré, des malades de la tête, source de soucis et de complications inutiles dont je les débarrassais. Un psychiatre, comme chacun sait, est un fou en puissance : quand on commença à savoir qu'un « fou » se consacrait à ces autres « fous », l'effet boule de neige se fit jour et je me mis à avoir des consultations de plus en plus nombreuses, moi qui m'attendais à ne voir que quelques malades.

Je fis alors, à l'occasion d'un des premiers congrès

de la toute nouvelle Association des médecins américains pour l'étude des céphalées (AASH), la connaissance d'un pionnier en la matière, le professeur Seymour Diamond, qui me permit de faire un séjour d'étude dans sa clinique située à Chicago, sur les bords du lac Michigan. Cette clinique, seule du genre aux États-Unis, soignait, sur recommandation des assurances privées lassées de payer des sommes énormes tout au long de l'année pour des migraineux sévères et rebelles, uniquement ce type de patient et dans un contexte bien particulier : la volonté de faire disparaître la maladie migraineuse grâce à un séjour d'une durée définie.

Pendant ce séjour, le patient était pris en charge toute la journée par une équipe multidisciplinaire (neurologues, psychiatres, psychologues, kinésithérapeutes, etc.) à l'égard de laquelle il s'était engagé par écrit au préalable à suivre formellement toutes les recommandations et prescriptions qui lui seraient faites (faute de quoi, l'assurance ne prenait plus en charge son séjour — méthode typiquement américaine difficilement exportable !). Le but était d'arriver à ce que le malade n'ait plus besoin de consommer médicaments, examens complémentaires et consultations médicales, sa migraine ayant été « réduite à néant » grâce à ce séjour. Ce fut là que je découvris que la migraine n'était pas une fatalité.

À mon retour en France, je fus contacté par le créateur du premier centre antidouleur français alors en formation, le professeur Lassner, pour lequel aussi la douleur n'était pas une fatalité mais un mal que l'on pouvait éliminer à condition de le combattre avec volonté et constance. Il m'intégra dans son équipe pour soigner les migraineux. Par ailleurs, mon expérience américaine m'avait montré l'importance de l'information donnée aux malades, et c'est alors que j'écrivis mon premier livre sur les maux de tête. C'était il y a plus de vingt ans, dans le début des années 80. Depuis, rien n'a entamé la conviction que j'avais acquise — et qui s'est consolidée au fur et à mesure que j'ai multiplié congrès et séjours, aux États-Unis notamment, sur la douleur et la migraine : il est possible à tout un chacun de se débarrasser de cette dernière lorsqu'on en est atteint (malgré les dires et les ires des neurologues, toujours aussi pessimistes, comme m'en avait prévenu dix ans avant le professeur Pépin).

C'est alors que, plongé dans ce tourbillon, je fus un jour — un bel après-midi d'été de 1984, je m'en souviens — atteint d'un malaise soudain, avec nausées et troubles visuels, auxquels succéda rapidement un début de céphalée. Cela survenant chez un homme jeune, âgé de plus de trente ans, dont le père était migraineux..., mon diagnostic fut aisé ! La nuit qui suivit, beaucoup moins, on peut s'en douter. Douleur intolérable, pulsatile, unilatérale semblant ne céder à rien sauf aux vomissements, etc. : je venais de découvrir *in vivo* l'enfer des migraineux que je croyais pourtant déjà bien connaître, et, comme tout médecin malade est un petit peu hypocondriaque, j'imaginais le pire.

Mais, le lendemain matin, migrainologue devenu migraineux, je décidai de prendre les choses en main et d'appliquer les recettes que je préconisais à mes malades. Je reconnais que j'étais, comme eux, un peu sceptique et pas vraiment convaincu ! Pourtant, le résultat fut à la hauteur de mes espérances : en moins d'un an, mes migraines disparurent. Cela me renforça dans mes convictions, et, avec l'aide du professeur Paul Milliez, ancien migraineux lui-même, je créai une association de migraineux, de médecins et de toute personne concernée par la migraine, une association d'information et de lutte contre celle-ci, semblable à celles qui existaient déjà outre-Manche et outre-Atlantique, l'association France Migraine, en consacrant désormais tout mon temps possible à combattre cette maladie par l'écriture comme par la pratique médicale (c'est d'ailleurs chez un disciple du professeur Milliez, le professeur Michel Safar, comme lui grand médecin et grand humaniste, que je tiens maintenant ma consultation migraine à l'hôpital Broussais à Paris).

C'est donc en migraineux repenti que je parle. Même si je ne pense pas avoir été touché par une forme grave et sévère de la migraine, je sais maintenant ce qu'est celle-ci réellement, en « temps vécu ». C'est pourquoi je pense parler en connaissance de cause lorsque je dis que la migraine est sous-estimée dans son impact et dans son handicap par le corps médical en général (cela n'ayant aucune valeur de reproche, la formation sur cette pathologie lors des études variant d'une demi-heure à deux heures au maximum pour le cursus de dix ans des généralistes), lequel sous-estime également sa capacité à traiter le patient.

Je ne suis certainement pas le plus compétent des spécialistes en la matière, je n'ai rien de particulier, si ce n'est que je me consacre à un mal que j'ai moi-même connu personnellement et familialement, je n'ai pas la prétention de détenir une méthode miracle ni d'avoir inventé une façon particulière de soigner la migraine. J'apporte simplement mon témoignage vécu, comme le disait un chirurgien qui avait été opéré, « de part et d'autre du bistouri ». En revanche, ce que je sais fait que je me révolte contre le fatalisme de base en matière de migraine. Aucun migraineux n'a eu, penchée sur son berceau, une fée Carabosse qui lui aurait jeté un sort en lui disant : « Tu seras migraineux toute ta vie. » La migraine n'est pas non plus une maladie de théâtre de boulevard « Chéri, pas ce soir... » ni une maladie diplomatique.

Si mes écrits précédents et leur retentissement dans le public ont peut-être permis d'aider à ce que la migraine soit considérée comme une « vraie » maladie à part entière et ait en quelque sorte acquis ses lettres de noblesse dans notre pays, c'est déjà une grande satisfaction, car je crois fondamentalement en matière de santé à la libre information du public. Mais cela n'est pas suffisant : il faut que ce dernier puisse faire pression pour être traité correctement et comme tout un chacun le mérite. Cela n'est pas négligeable quand l'on sait que la France vient au dernier rang des grands pays industrialisés dans le traitement des migraineux après non seulement les Américains mais les Britanniques, les Allemands et les Italiens. On ne pourra donc pas prétendre qu'il s'agit là d'une vision latine et judéo-chrétienne de la douleur, mais il semble bien s'agir d'un problème propre à notre pays.

C'est le but de cet ouvrage que d'apporter sa pierre à l'édifice d'une meilleure compréhension et d'une meilleure prise en charge de la migraine. Nul n'est prophète en son pays : je ne prétends pas détenir la vérité absolue mais une part relative de celle-ci. On pourra m'objecter que toute vérité n'est pas bonne à dire, et je sais que, comme l'écrivait au XVIIIe siècle le poète chinois K'iu Yuan, « vérité vaut infortune ; je ne puis pourtant y renoncer ». Mais, en tant que migrainologue depuis plus de vingt ans, ancien migraineux depuis bientôt quinze, je conclurai cette forme d'introduction sur la guérison de la migraine par l'adage d'un autre Chinois, celui qui fut le Grand Timonier du XXe siècle, Mao Tsé-toung : « La vérité doit s'inspirer de la pratique. C'est par la pratique que l'on conçoit la vérité. Il faut corriger la vérité d'après la pratique. »

PREMIÈRE PARTIE

Qu’est-ce que la migraine ?

1

Une brève histoire de la migraine

Des migraineux célèbres

La migraine n'est pas un mal du siècle ni de ce nouveau millénaire. Elle a au contraire une histoire apparemment aussi vieille que celle de l'humanité. Ainsi, on a retrouvé, en dehors de la trace d'une trépanation sur un crâne datant de l'âge de la pierre — ce qui ne veut pas dire automatiquement que cela ait été fait pour soulager un homme de Neandertal souffrant de migraine —, des traces de la souffrance migraineuse depuis la plus haute Antiquité, comme le papyrus Ebers, de la nécropole de Thèbes, datant de 1700 avant J.-C. et décrivant un mal de tête typiquement migraineux en l'Égypte pharaonique antique ou bien, par exemple, un poème babylonien rédigé sous forme d'incantations trois mille ans avant J.-C.

« Le mal de tête plane sur le désert, comme le vent déchaîné,
Éclatant comme l'éclair, lâché comme un animal rôdeur ;
Il tranche dans celui qui ne craint pas son dieu, comme le fait un roseau,
Comme une tige de henné, il lacère ses muscles...

Étincelant comme une étoile céleste, il a frappé cet homme et
Comme quelqu'un au cœur malade, celui-ci chancelle,
Comme quelqu'un qui a perdu la raison, il est brisé...
Le mal de tête, comme la terrible tornade, personne n'en sait le cours,
Personne n'en sait la durée, ni les limites. »

Plus de deux millénaires après, Hippocrate, le père fondateur de la médecine d'aujourd'hui, dont le serment est la base morale de tout médecin, décrivait dans ses *Aphorismes* (450 avant J.-C.) :

« Il lui semblait qu'il y avait quelque chose qui étincelait devant lui comme une lumière surtout en général du côté de son œil droit. Au bout d'un moment, une violente douleur survenait à sa tempe droite puis dans toute la tête et le cou avec des vomissements, qui quand ils devenaient possibles étaient capables de soulager la douleur. »

Dans toute l'histoire de la médecine, c'est la première description de ce que l'on appellera plus tard la migraine ophtalmique, et il semble bien qu'Hippocrate en ait souffert lui-même.

« Dans certains cas, la tête tout entière est douloureuse, d'autres fois la douleur siège à droite ou à gauche, parfois elle naît dans le front... C'est ce que l'on nomme *heterocrania*, maladie intermittente qui passe pour être légère mais qui a des symptômes multiples inconvenants et atroces, des nausées, des vomissements de matière bilieuse... Le malade cherche à échapper à la lumière et sa vie devient un fardeau car l'obscurité seule apaise son malaise... Il est las de la vie et désire mourir. » (Ne reconnaît-on pas ici ce que bien des migraineux actuels ressentent encore après deux mille ans d'histoire de la migraine ?)

Nous venons de voir que la migraine n'a pas encore été baptisée, bien que Jules César décrive la sienne dans *La Guerre des Gaules*. Ce sera fait par un médecin romain, Galien, au siècle suivant, qui reprend la description et la nomme *hemicrania* en lui appliquant comme cause un excès d'une des quatre humeurs de la théorie hippocratique : la bile jaune (les autres humeurs étant le sang, le phlegme et la bile noire). La dénomination de Galien deviendra « migraine », moitié du crâne, avec l'évolution de la langue du bas latin vers le français.

Le Moyen Âge fut une époque de méconnaissance totale de la migraine d'où ne ressortent que les descriptions de la religieuse philosophe sainte Hildegarde de Bingen (1098-1179) de ses troubles visuels (qu'on appellerait maintenant « aura ») lors de ses extases et de ses visions métaphysiques.

Ce n'est qu'à la Renaissance, avec Ambroise Paré (1509-1590), que l'histoire de la migraine renaît. Ce chirurgien de l'armée de François Ier usa de sa spécialité dans le processus de soins dispensés non seulement aux blessés de guerre, mais aux malades en général, et réclama pour elle l'accès au savoir médical et le droit de le diffuser, rompant ainsi avec la pratique usuelle grâce à l'expérience des champs de bataille. C'est l'école où Paré apprend son métier qui lui permettra de rédiger un *Traité des plaies* qui est un bon résumé du savoir-faire de l'époque et un *Livre des médicaments* dans lequel il rappelle que la médecine se compose de trois parties : chirurgie, diététique et pharmaceutique. Ses connaissances anatomiques acquises à la guerre lui permettent d'attribuer une origine circulatoire à la migraine.

« La cause de la douleur peut venir des veines ou artères tant internes qu'externes des méninges de la substance du cerveau. »

Nous sommes alors en 1575, et, bien que devenu médecin du roi, Ambroise Paré n'est guère entendu tant la théorie des humeurs règne à la faculté de médecine de Paris, impliquant saignées, clystères et purgations.

À la même époque, Michel Eyquem de Montaigne décrit le vécu de ses douleurs dans ses *Essais*.

« Migraine est proprement quand la douleur ne tient que la moitié de la teste, dextre ou senestre. »

Quant à Mme de Sévigné, elle écrit dans une de ses lettres :

« Ma chère fille, que je suis fâchée de votre mal de tête. Que pensez-vous me dire de ressembler à monsieur Pascal, vous me faites mourir. Il est vrai que c'est une belle chose que d'écrire comme lui, rien n'est si divin mais la cruelle chose que d'avoir une tête aussi délicate et aussi épuisée que la sienne. »

Il faudra attendre le XVIIe siècle, avec le neuro-anatomiste anglais Thomas Willis, pour reconnaître le rôle de la vasodilatation extracrânienne de la migraine décrit dans son livre intitulé *De cephalalgia*, où, de surcroît, il reconnaît à la douleur de la tête un facteur héréditaire et des facteurs déclenchants comme les excès alimentaires, les vins, la chaleur ou l'excès de sommeil — occasionnant des migraines surtout matinales, ce que l'on retrouve dans les études actuelles ; il est rejoint au siècle suivant par le Franco-Suisse Simon André Tissot, qui parlera des facteurs émotionnels dans la survenue des migraines. En France, c'est le patriarche de Ferney, François Marie Arouet, dit Voltaire, qui distingue dans son *Dictionnaire philosophique* un facteur déclenchant festif bien particulier qui va traverser les siècles.

« Rien qu'à voir mousser le champagne, déjà la migraine me gagne. »

Au même moment, dans le *Dictionnaire portatif de la santé*, écrit en 1761, il est dit :

« On peut distinguer la migraine du mal de tête en général puisqu'elle n'affecte que la moitié de la tête avec des douleurs pulsatiles, lancinantes et parfois si violentes que les malades s'imaginent qu'on leur arrache l'œil ; leur pouls est serré ; leur corps est dans un état convulsif ; ils ne peuvent supporter ni le bruit ni la lumière, ressentent des nausées et des envies de vomir. Les femmes sont plus sensibles que les hommes à cette maladie. »

Au XIXe siècle, alors que le Français Charcot décrivait la migraine ophtalmique en la différenciant des autres céphalées, le poète Guy de Maupassant écrivait, en recommandant l'usage de l'éther (décrit dans *Rêves*, un de ses contes fantastiques) tout autant que la digitale, le bromure ou l'arsenic dans ce domaine :

« La migraine qui broie la tête, rend fou, égare les idées et disperse la mémoire ainsi qu'une poussière au vent, la migraine m'a saisi. Pendant dix ans, j'ai dû endurer le supplice contre lequel il n'est point de remède. »

À la même époque, un Américain, Harold Wolf, fait réellement débuter la période scientifique de la migraine en la décrivant comme un orage vasomoteur où se succèdent une phase de resserrement des vaisseaux puis de vasodilatation et surtout une inflammation « stérile » (non liée à des microbes) des parois artérielles responsable de la douleur.

Paradoxalement, c'est alors que l'on retrouve dans la littérature française les visions les plus caricaturales de la migraine — ce qui ne va pas être sans effet sur la prise en compte de la réalité de la douleur et de la maladie qu'endurent les migraineux pendant tout le siècle suivant, expliquant ainsi le retard pris en France dans le domaine de la lutte antidouleur et antimigraine par rapport aux Anglo-Saxons. C'est en effet le début du théâtre de boulevard avec la fameuse réplique : « Pas ce soir, chéri, j'ai la migraine ! »

La migraine est ainsi considérée comme une façon d'échapper au fardeau conjugal, et le point d'orgue de cette manière de la considérer est sa description faite par Honoré de Balzac dans sa célèbre *Physiologie du mariage*.

« L'affection dont les femmes connaissent le mieux les ressources est la migraine. Cette maladie, la plus facile de toutes à jouer, car elle est sans aucun symptôme apparent, oblige à dire seulement "j'ai la migraine". Une femme s'amuse-t-elle de vous, il n'existe personne au monde qui puisse donner un démenti à son crâne dont les os sont impénétrables, défiant le tact et l'observation. Aussi la migraine est-elle à notre avis la reine des maladies, l'arme la plus puissante et la plus terrible employée par les femmes contre leurs maris. Imaginez une jeune femme voluptueusement couchée sur un divan, la tête doucement inclinée sur un coussin, une main pendante. Maintenant, placez un gros garçon de mari devant elle, il a fait cinq ou six tours dans la chambre et à chaque fois qu'il a tourné les talons pour recommencer cette promenade, la petite malade a laissé échapper un mouvement de sourcils pour lui indiquer, en vain, que le bruit le plus léger la fatigue.

« Bref, il rassemble tout son courage et vient protester par la question : “Mais as-tu bien la migraine ?” À ces mots la jeune femme lève un peu sa tête languissante, lève un bras qui retombe faiblement sur le divan, lève des yeux morts sur le plafond, lève tout ce qu’elle peut lever puis lançant un regard terne, elle dit d’une voix singulièrement affaiblie : “Et qu’aurais-je donc ? Oh, l’on ne souffre pas tant pour mourir... Ah ! quelle douleur !”

« Que pouvez-vous répondre ? N’y a-t-il pas en vous une voix intérieure qui vous crie : “Mais si elle souffre ?”

« Ainsi presque tous les maris évacuent-ils le champ de bataille, bien doucement, et c’est du coin de l’œil que leurs femmes les regardent marcher sur la pointe des pieds et refermer doucement la porte de leur chambre, désormais sacrée. Voici la migraine vraie ou fausse impatronisée chez vous.

« Ô migraine protectrice des amours, impôt conjugal, bouclier sur lequel viennent expirer tous les désirs maritaux. Ô puissante migraine ! Ô prestigieuse migraine, ô fallacieuse migraine, béni soit le cerveau qui le premier te conçut ! Honte au médecin qui te trouverait un préservatif ! Oui, tu es le seul mal que les femmes bénissent sans doute par reconnaissance des biens que tu leur dispenses, ô fallacieuse migraine ! Ô prestigieuse migraine ! »

Cette description, qui fut écrite en 1829, que certains trouveront diabolique et d’autres particulièrement drôle, mais que beaucoup reconnaissaient à l’époque (et qu’en est-il encore maintenant ?) comme véridique, reflétait, certes, une image de la société conjugale bourgeoise — Gustave Flaubert, pourtant migraineux lui-même, fait dans *Madame Bovary* l’archétype de la migraineuse de la même façon dans une scène : « Quand Charles, son mari, à minuit rentra, elle eut l'air de s'éveiller, et comme il faisait du bruit en se déshabillant, elle se plaignit de la migraine... » Cette description illustre donc bien un préjugé encore fort vivace aujourd'hui, et le mélange des genres dans lequel la migraine — maladie sévère — est confondue avec le simple mal de tête, bénin, mais dont la dénomination fait imaginer un problème psychique ou une maladie diplomatique.

Le retard dont nous parlions plus haut est bien réel, et ce n'est que depuis les années 90 que la maladie migraineuse a commencé à intéresser réellement les médecins (les causes en étant surtout les progrès thérapeutiques des traitements de crise, sous-tendus par les objectifs commerciaux des laboratoires pharmaceutiques concernés et par les enquêtes épidémiologiques qui montraient le coût médico-social réel très lourd de la migraine).

Dans les pays anglo-saxons, ce préjugé d'origine littéraire se faisait et se fait beaucoup moins sentir, peut-être parce que le migraineux le plus célèbre dans le domaine artistique est le révérend Charles Dogson, plus connu sous son pseudonyme de Lewis Carroll. Timide, anxieux, aimant les enfants, il écrivit en 1865 pour sa jeune amie Alice Lidell un conte merveilleux : *Alice au pays des merveilles*, dans lequel il décrivit, par l'intermédiaire des transformations physiques de l'héroïne sous l'effet d'une potion magique, les troubles visuels qu'il ressentait lui-même au niveau de ses membres lors des migraines ophtalmiques dont il était victime. Le livre eut tellement de succès qu'il en écrivit une suite intitulée *À travers le miroir* dans laquelle il avouait lui-même : « Je suis courageux généralement, seulement aujourd'hui, il se passe que j'ai une migraine. »

Autre grand auteur anglo-saxon plus près de nous, Virginia Woolf notait en 1921 dans son journal :

« J'ai été si abattue par un mal de tête qu'il m'a semblé impossible d'écrire pendant au moins trois semaines ; je suis comme le sable que la vague a découvert tant est grand mon soulagement quand la douleur s'efface. »

À notre époque, des écrivains comme André Gide ont pu noter dans leur journal :

« Matinée tout occupée à amadouer une forte migraine que j'ai traînée tout le jour d'hier... De nouveau, l'esprit disjoint, disloqué, mon organisme tout entier est comme ces maisons trop sonores où du grenier on entend tout ce qui se fabrique dans la cuisine et dans la cave. [...] Quant à moi je ne puis compter sur moi-même. D'où ma peur des rendez-vous, des engagements. »

Quant à Roland Barthes, il s'est efforcé de comprendre la signification de ses migraines.

« Mon corps ne m'existe à moi-même que sous deux formes courantes : la migraine et la sensualité [...] la migraine n'est que le tout premier degré du mal physique [...]. J'ai un corps digestif, j'ai un corps nauséeux, un troisième migraineux et ainsi de suite [...] j'ai pris l'habitude de dire migraine pour maux de tête car ce mot impropre (car ce n'est pas seulement d'une moitié de ma tête que je souffre) est un mot socialement juste. »

Être ainsi reconnu comme réellement malade est bien un problème crucial pour nombre de migraineux et reflète le malaise existant au niveau de la prise de conscience et de la prise en charge de cette maladie qui, si elle n'est pas mortelle, n'en gâche pas moins pour autant complètement la vie, comme en ont témoigné les migraineux célèbres que nous venons de voir.

Et, n'en déplaise, pour finir, à Sigmund Freud, médecin, psychiatre, psychanalyste et migraineux lui-même, qui écrivait : « Tant que l'Homme souffre, il peut encore faire son chemin dans la vie », je pose la question en tant que psychiatre moi aussi : peut-on vraiment trouver une utilité à la migraine ?

Peut-être un élément de réponse repose-t-il dans le cerveau, migraineux lui aussi, de celui qui reste probablement le plus grand savant des temps modernes, celui dont les travaux ont bouleversé l'histoire de l'humanité en lui donnant la clé pouvant lui ouvrir avec la Connaissance les portes de l'enfer comme celles de l'Univers : Albert Einstein.

Cela laisse rêveur sur les rapports entre la souffrance et le génie...

Sans commentaire, et non exhaustif n'oublions pas : Kant, Pascal, Simone Weil, Ludwig van Beethoven, Frédéric Chopin, Petr Ilitch Tchaïkovski, Richard Wagner, Louis XI, Bismarck, Napoléon, Alfred Nobel, Charles Darwin, Alphonse Allais, Cervantès, Edgar Poe, Léon Tolstoï, Karl Marx, George Bernard Shaw, Jean Calvin, Friedrich Nietzsche, Alfred de Vigny, la comtesse de Ségur, Mme de Maintenon, Mme de Pompadour, Thomas Jefferson, la reine Marie Tudor et tant d'autres.

Épidémiologie de la migraine : qui sont les migraineux ?

Le migraineux est un être isolé, en proie à un sentiment d'incompréhension de la part de son entourage conjugal, familial, professionnel et social. Cette solitude aggrave encore plus le sentiment dépressif ou anxieux que ressentent les malades qui en souffrent. Encore maintenant, beaucoup de migraineux pensent qu'ils souffrent d'une maladie rare. Or la migraine est une maladie au contraire très fréquente, très répandue (et, nous le verrons plus loin, c'est tout l'intérêt des associations de migraineux — très puissantes et bien organisées aux États-Unis et dans les pays anglo-saxons — que de pouvoir permettre à des malades de comprendre qu'ils ont des compagnons d'infortune, qu'ils ne sont pas seuls dans leur cas, ce qui est déjà une consolation).

La migraine et les céphalées, pour aussi banales qu'elles paraissent, sont en réalité un handicap mondial qui a justifié en 1988 la création par des médecins spécialistes de l'Association internationale pour l'étude des maux de tête (International Headache Society). Un des principaux et des premiers travaux réalisés par cette association a été de mettre au point des critères diagnostiques précis de la maladie migraineuse afin que celle-ci soit reconnue et diagnostiquée facilement où que ce soit dans le monde.

En effet, quelles que soient les nations, les couleurs et les pays, 10 % à 12 % de la population adulte mondiale souffrent de migraine, les deux tiers étant des femmes. Les enquêtes qui ont été menées en France, en Italie, au Canada, en Belgique, en Thaïlande, en Chine et surtout aux États-Unis semblent de plus montrer que ce chiffre est encore sous-estimé, et de nombreux scientifiques avancent le pourcentage de migraineuses à 17 % et de migraineux à 6 %. La migraine n'est donc pas, comme on l'a cru longtemps, une maladie insolite, diplomatique ou isolée. Les mêmes enquêtes ont montré le handicap qu'enduraient les migraineux : la douleur était considérée comme intense dans plus de 80 % des cas, modérée dans 15 % des cas et légère dans 1 % des cas.

La migraine touche aussi l'enfant même dès la petite enfance avec une augmentation suivant l'âge : 2 % à sept ans, 4 % de sept à quatorze ans puis l'on commence à retrouver le même pourcentage que les adultes, surtout chez les filles, à partir de la puberté ou de la prise de la pilule.

D'une manière générale, c'est aux alentours de vingt ans que la migraine commence à se déclarer ; elle atteint son maximum de fréquence entre trente et cinquante ans et diminue légèrement vers la soixantaine.

Il existe cependant des différences selon les catégories socioprofessionnelles ; c'est ainsi que l'on retrouve 25 % de migraineux chez les enseignants (n'oublions pas que cette profession est fortement féminisée), plus de 20 % dans les professions médicales, environ 15 % chez les cadres, les artisans, les employés de bureau et les commerçants alors que les ouvriers non qualifiés, les ouvriers agricoles et les employés ne représentent que 9 %.

Par ailleurs, les douleurs migraineuses semblent bien familiales : on retrouve ainsi, dans 50 à 70 % des migraineux, un parent souffrant de la même maladie. Il existe un risque statistique qui est donc réel : si les deux parents sont migraineux, leur enfant a 60 % de risques de l'être aussi ; ce chiffre descend à 20 % si un seul des parents est migraineux. Par ailleurs, compte tenu de la prédominance féminine (trois femmes pour un homme), la maladie migraineuse est le plus souvent transmise par la mère. Cela explique que la migraine soit encore très souvent considérée comme une fatalité familiale, un mal qu'on ne peut éviter.

C'est important, car les études faites chez les migraineux montrent que 44 % d'entre eux ne se soignent pas pour leurs migraines, parce qu'ils sont convaincus qu'il n'y a rien à faire. Un chiffre encore plus frappant montre la méconnaissance du handicap migraineux : 65 % des malades ont parlé de leurs migraines à leur médecin et disent n'avoir à aucun moment été écoutés. Seuls 18 % des migraineux ont actuellement un traitement de fond, et plus de 50 % des migraineux ne prennent un médicament contre les maux de tête que lorsque leur crise, avec ses effets secondaires, a déjà commencé. Tout cela est dû à un manque d'information autant auprès de la population en général qu'auprès du corps médical.

Pourtant, la migraine coûte cher : si l'on tient compte des consultations, des médicaments, du coût de l'absentéisme et de la baisse de la productivité au travail entraînée par la migraine, les chiffres de 3 à 5 milliards de francs par an sont avancés comme coût pour la collectivité. Ces chiffres sont imprécis car les études sont encore récentes, voire balbutiantes, mais ils sont par exemple quasi similaires en Grande-Bretagne, où rien que le coût de l'absentéisme lié à la migraine est estimé à 2 milliards de francs par an. Une comparaison peut être utile pour se rendre compte de l'importance de ce problème : la migraine entraîne un absentéisme et une perte d'activité qui font perdre chaque année 12,5 millions de journées d'arrêt de travail, soit presque autant que la grande grippe de 1919 qui en avait occasionné 16 millions.

Selon les études présentées lors du Xe congrès de l'IHS à New York en 2001, les céphalées chroniques affectent 40 % au moins de la population. La migraine en est une des premières causes puisqu'elle atteint 18 % (l'augmentation du pourcentage de migraineux en France — qui était de 12 % en 1990 — est sans doute due à une déculpabilisation du diagnostic de cette maladie dans le public), 50 % des cas commencent avant l'âge de vingt ans d'où l'importance d'un meilleur dépistage chez l'enfant et l'adolescent.

Beaucoup de maladies, parce qu'elles paraissent fonctionnelles plutôt qu'organiques, parce qu'elles font seulement souffrir et non mourir, intéressent moins chercheurs, enseignants et thérapeutes. Pourtant, elles sont parmi les plus fréquentes et coûtent donc à la société beaucoup plus cher qu'une maladie rare mais spectaculaire. La migraine en est un excellent exemple. Il est largement temps d'en tenir compte et de prendre les mesures qui s'imposent.

2

Les mécanismes de la migraine

Les mécanismes de la migraine sont restés longtemps mystérieux, et ce n'est que depuis les années 80-90 qu'une meilleure compréhension a vu le jour, permettant ainsi une prise en charge thérapeutique logique.

La migraine a longtemps été comparée à un « orage vasculaire » correspondant aux deux phases prédominantes dans le déclenchement de la crise migraineuse : tout d'abord une diminution de calibre, ou vasoconstriction, des artères extracrâniennes, suivie d'une vasodilatation réactionnelle à l'origine de la douleur. Cette théorie fut pour la première fois évoquée au XIXe siècle par un Anglais, le docteur Latham, qui la décrivait comme une « contraction des vaisseaux sanguins du cerveau, si diminués que le débit sanguin baisse, sous l'action du grand nerf sympathique, et l'épuisement du sympathique suivant cette excitation cause la dilatation des vaisseaux de la tête ».

Mais c'est en fait un autre Anglais, Harold Wolf, qui a fait véritablement entrer la migraine dans l'ère moderne au XXe siècle en se révélant le champion de la théorie de l'« orage vasomoteur ». Selon celle-ci, la migraine serait due à une phase de resserrement des vaisseaux intracérébraux, faisant ainsi souffrir le cerveau, ce qui entraîne en réaction une phase de vasodilatation et d'inflammation des parois artérielles extracérébrales. Cette théorie, qui a dominé les années 50, reposait sur l'idée que les terminaisons nerveuses, dites alpha et bêta, notamment stimulées par le stress, provoquaient la contraction des muscles existant dans la paroi des artères, les artères étant des vaisseaux « musclés », à la différence des veines, qui sont dépourvues de muscles lisses. Cette contraction expliquait le spasme de la migraine. Mais cette théorie ne rendait pas compte de tous les facteurs impliqués à la fois dans le fondement de la maladie migraineuse et dans le déroulement des crises. Cette explication souffrait de deux défauts :

— quelle était la cause de la vasoconstriction initiale ?

— l'explication de la douleur par la vasodilatation des vaisseaux extracrâniens n'était pas suffisante et surtout ne répondait pas à la question : pourquoi la migraine est-elle quasiment toujours unilatérale ?

En ce qui concerne ces questions, la réponse à la première fut apportée par la « théorie neuronale » de la migraine : selon celle-ci, le facteur déclenchant provoque une diminution de l'activité de l'écorce cérébrale, ou cortex, et, donc, une mauvaise irrigation de ses cellules.

L'expérimentation chez l'animal a montré que la stimulation du tronc cérébral de la partie de la moelle épinière située sous le cervelet produit des modifications vasculaires au niveau du cortex analogues à celles de la migraine chez l'homme. Par ailleurs, ces mêmes expériences ont montré que les noyaux cellulaires du tronc cérébral entretiennent une relation avec d'autres noyaux régissant la perception de la douleur et le déclenchement du vomissement.

Ultérieurement — et c'est ce qui va être à la base de la théorie moderne de la migraine que nous allons exposer plus loin —, il fut prouvé que les noyaux cérébraux impliqués étaient stimulés par des molécules, les neuromédiateurs, appelés adrénaline (qui joue un rôle essentiel dans le stress) et sérotonine. Nous allons voir que les modifications de la concentration sanguine de ce dernier neuromédiateur — qui a, entre autres, un rôle antidouleur — jouent un rôle fondamental dans l'apparition de la crise de la migraine. Ainsi, si l'on injecte à un migraineux de la réserpine, une substance provoquant une chute brutale de sérotonine, cela provoque une crise. À l'inverse, la crise peut être enrayée par une injection de sérotonine. Selon cette théorie, dite sérotoninergique, c'est la sérotonine qui est responsable de la diminution du calibre des vaisseaux sanguins.

La théorie actuelle de la migraine repose sur les travaux d'un chercheur américain, M. Moskowitz, qui a mis au point un modèle physiopathologique dans lequel le système nerveux périphérique joue un rôle important. Selon ce modèle, le système dit trigémino-vasculaire (par référence au grand nerf sensitif de la face, le nerf trijumeau) serait excité de façon unilatérale, ce qui expliquerait l'un des caractères fondamentaux de la crise de la migraine : la localisation de la céphalée d'un seul côté de la tête.

Au centre de cette théorie, on retrouve ce neuromédiateur fondamental qu'est la sérotonine. Celle-ci, qui est contenue à 99 % dans les plaquettes sanguines, serait libérée massivement en cas de facteur déclenchant de migraine par l'intermédiaire d'un SRF (*Serotonin Releasing Factor*), ou facteur de libération de la sérotonine, circulant dans le plasma des migraineux. Cet afflux brutal de sérotonine, alors en excès, entraînerait à son tour une dégradation rapide de celle-ci, ce qui produirait une stimulation anormale des fibres du nerf trijumeau.

Cette stimulation provoque à son tour la libération de molécules vaso-actives (des neuroprotéines) qui sont responsables notamment de la vasodilatation des artères méningées, vasodilatation qui s'accompagne d'une inflammation avec passage de substances inflammatoires à travers la paroi des vaisseaux plasmatiques, dont nous verrons plus loin le caractère algogène (qui provoque la douleur).

Un autre nerf de la face se trouve activé, le nerf facial ; celui-ci est une voie réflexe vasodilatatrice, c'est-à-dire qui accentue la dilatation artérielle cérébrale par la libération locale de substances vasodilatatrices nommées VIP (*Vaso Intestinal Peptide*, peptide vaso-intestinal).

Cette libération entraîne un véritable cercle vicieux de la crise migraineuse car elle aggrave l'activation trigéminovasculaire en renforçant la dilatation artérielle cérébrale.

Il faut noter aussi que la stimulation du nerf V provoque la libération d'un neuropeptide particulier, appelé substance P (P comme *pain*, douleur en anglais), responsable en grande partie de la douleur ressentie par le migraineux, et que l'activation réflexe vasodilatatrice du nerf facial active certains de ce que l'on appelle les « noyaux gris centraux du cerveau » ; ceux-ci activent eux-mêmes le centre régulateur principal de la douleur au niveau de l'encéphale, le thalamus, qui à son tour va projeter sur le cortex le stimulus douloureux, donnant ainsi ses résonances affectives et mémorielles à la douleur, la transformant en souffrance, ce qui rend cette sensation si particulière à chaque être humain et fait de la migraine un phénomène particulièrement pénible.

Ce modèle de l'inflammation des neurones a fourni une hypothèse nouvelle qui, bien qu'imparfaite, a le mérite de mettre en jeu tous les divers acteurs constituant les cibles des médicaments antimigraineux actuels (qui ont vu le jour depuis moins de dix ans).

Voici quel est, selon ce modèle, le mécanisme du déroulement de la crise : la céphalée serait la conséquence d'une inflammation provoquée par l'activation de terminaisons nerveuses présentes autour des vaisseaux des enveloppes du cerveau appelées les méninges. Il en résulterait une libération de neuroprotéines actives sur les vaisseaux, telles que la substance P ; suivrait une dilatation de ces vaisseaux avec une fuite de plasma de ces vaisseaux devenus « poreux » dans les tissus environnants et une libération dans ces tissus de substances provoquant la douleur. Enfin une excitation du nerf trijumeau qui remonterait jusqu'aux structures supérieures du cerveau où naît la sensation de douleur. De surcroît, par des voies parallèles, des influx nerveux gagnent les noyaux cérébraux (au niveau du tronc cérébral) responsables des nausées et des vomissements de la crise migraineuse.

Cette théorie trigéminovasculaire est à la base des nouveaux traitements de la crise de migraine, les triptans, qui agissent à deux niveaux : au niveau périphérique, ils stimulent les récepteurs à la sérotonine, ce qui a pour conséquence de bloquer la libération des neuroprotéines, responsables de la vasodilatation artérielle et de l'inflammation neuroméningée.

Ils s'opposent donc à la vasodilatation des vaisseaux cérébraux ainsi qu'à l'hyperactivité du système trigéminé, l'une et l'autre à l'origine de la crise migraineuse. Mais la théorie de Moskowitz explique surtout les mécanismes de la crise. Si séduisante soit-elle (on peut même parler de « vogue », expliquée peut-être par les implications pharmaceutiques et donc commerciales qu'elle entraîne), elle ne rend pas compte du terrain migraineux.

Il est maintenant avéré qu'il y a certainement un facteur génétique dans la maladie migraineuse, mais il a aussi été mis en évidence que celle-ci reposait sur un fonctionnement défectueux d'une partie de ce que l'on appelle le système nerveux végétatif, ou SNV. Ce système nerveux, que nous ne pouvons pas contrôler consciemment, dirige le fonctionnement de nos organes les plus vitaux tels que le cœur, la respiration, la tension artérielle, le fonctionnement des organes digestifs, etc.

Or, chez les migraineux, le système nerveux végétatif fonctionne de façon différente, voire déficiente (ce qu'avait justement deviné Latham au XIXe siècle), par rapport à celui des non-migraineux ; on pourrait le comparer à un ralentissement chronique du SNV. Cela a été prouvé notamment par la mise en évidence d'une déficience du système vasculaire artériel périphérique (ce qu'une équipe italienne a montré en effectuant des études des vaisseaux de la rétine) ou par l'étude de la microvascularisation des extrémités chez les migraineux qui est diminuée, entraînant ainsi un refroidissement chronique du bout des mains, des pieds ou du nez, ce dernier élément ayant été montré dans des études américaines et françaises par caméra à infrarouge, ou thermographie.

Cela joue en particulier sur la vascularisation artérielle qui rend les migraineux particulièrement sensibles aux facteurs de stress. Dans ce cas, il y a stimulation brutale de ce système nerveux par l'intermédiaire de neurohormones appelées « catécholamines », entraînant alors une réaction vasculaire soudaine, la vasoconstriction initiale de la crise de la migraine.

Par ailleurs, une étude extrêmement récente semblerait montrer qu'un élément souvent évoqué, le taux de magnésium sanguin chez les migraineux, notamment celui existant à l'intérieur des globules rouges, serait fortement abaissé ; sa correction par une supplémentation en eau riche en magnésium prise de façon quotidienne ainsi que par voie médicamenteuse ferait baisser de façon significative la fréquence des crises de migraine. À la suite de cette étude, datant de la fin 2000, d'autres vont être effectuées pour savoir s'il existe un index du statut magnésique à prendre en compte chez les migraineux. Mais un fait déjà connu vient renforcer cette hypothèse, l'amélioration des crises de migraine menstruelles chez la femme par l'administration à fortes doses de chlorure de magnésium pendant les règles.

Un dernier facteur certainement d'origine génétique rend compte par ailleurs de la différence de gravité de la maladie migraineuse selon les individus, dont certains souffrent de crises rares et bénignes alors que d'autres en subissent de fréquentes et de sévères : il s'agit d'un seuil plus ou moins élevé de résistance aux facteurs déclenchants des crises de migraine. Plus ce seuil sera bas, plus il y aura de sensibilité à ces facteurs, donc de crises, plus il sera élevé, plus la résistance du sujet aux mêmes facteurs déclenchants augmentera et moins il y aura de crises. Ce seuil est vraisemblablement le facteur prédisposant, différent selon les personnes sujettes aux migraines, et son existence, autant que son intensité, reposerait sur le capital génétique du migraineux, ce qui expliquerait — entre autres causes — la plus grande sévérité de la maladie migraineuse chez les sujets ayant des antécédents familiaux migraineux multiples et rapprochés (par exemple, parents et grands-parents).

Des équipes italiennes, allemandes, françaises, belges et américaines s'accordent sur le fait qu'existe dans le mécanisme de la migraine une pathologie des canaux calciques modulant le flux des neurones, qui serait d'origine génétique et pourrait jouer sur le métabolisme cérébral, énergétique, ce qui expliquerait l'utilité des antiépileptiques dans le traitement de la migraine.

Il y a donc coexistence chez les migraineux d'une déficience chronique du système nerveux végétatif peut-être d'origine génétique, également un seuil plus ou moins élevé migrainogène également d'origine génétique et une hyperréactivité artérielle lors des moments de crise, avec dans les deux cas une hypersensibilité des structures fonctionnant à la sérotonine. Ces trois éléments, et d'autres, ainsi que nous venons de le voir avec le magnésium (encore au stade de la recherche), permettent de mieux comprendre, grâce à une physiopathologie enfin logique du phénomène de la maladie migraineuse, ce qui peut être appliqué comme traitement de fond ou de crise de façon réellement efficace au début de ce XXIe siècle.

3

Le diagnostic de la migraine

Depuis sa dénomination par Galien au IIe siècle après J-C. sous le nom d'*hemicrania*, la définition de la migraine n'a pas cessé de susciter des discussions parfois véhémentes dans les milieux médicaux. Vue par le *Grand Dictionnaire Larousse* comme un « trouble fonctionnel bénin du cerveau vasculaire crânien, qui se traduit par un syndrome d'algies crâniennes revenant par accès », la migraine répondait à une description clinique assez vague jusque dans les années 90 : « accès de douleur pulsatile d'un hémicrâne survenant d'une façon aiguë et périodique durant plusieurs heures à plusieurs jours, accompagné de troubles secondaires à type de nausées, vomissements, troubles de la vue précédant, accompagnant ou suivant la crise de façon isolée ou associée ». Cette description s'accompagnait de critères diagnostiques qui réunissaient ceux qui précèdent à d'autres, comme l'hérédité migraineuse, l'action calmante de l'ergotamine, un terrain psychique perfectionniste et l'existence d'examens complémentaires normaux, la réunion chez un même sujet de quatre critères impliquant une forte suspicion de migraine.

Mais en 1988, pour répondre à la nécessité d'avoir une véritable définition clinique de la migraine, l'IHS (International Headache Society) établit une liste de critères simples à employer, toujours sur la base de l'interrogatoire et de l'examen clinique du patient se plaignant de maux de tête, permettant de poser un véritable diagnostic universel de migraine. Ne seraient donc considérées comme telles que les céphalées remplissant les critères suivants :

a) la douleur doit durer obligatoirement de quatre à soixante-douze heures, survenant par accès répétés, remplissant au moins deux des caractères suivants :

b) être pulsatile (battre au rythme du pouls, c'est-à-dire de la fréquence cardiaque) ;

— être unilatérale (ne touchant que la moitié du crâne) ;

— être d'intensité modérée ou sévère mais gênant la vie quotidienne ;

— être aggravée par l'effort physique ;

c) durant la crise, il doit exister au moins un des critères suivants :

— nausées ;

— vomissements ;

— photophobie (intolérance à la lumière) ;

— phonophobie (intolérance au bruit).

Enfin, il ne doit pas exister de signe témoignant d'une affection neurologique ou générale sous-jacente.

Tels sont les critères de la migraine la plus courante appelée « migraine sans aura », ou migraine commune.

La « migraine avec aura » réunit les critères de la migraine sans aura mais précédée ou accompagnée — elle est d'ailleurs aussi appelée « migraine accompagnée » — de perturbations visuelles et/ou sensitives (sensation d'engourdissement et de fourmillement des doigts remontant peu à peu vers la main, l'avant-bras, le bras vers l'hémiface au niveau du pourtour des lèvres et de la langue qui deviennent comme insensibles) et/ou avec troubles de la parole — dysphasie ou aphasie — traduisant un dysfonctionnement neurologique localisé et transitoire. Ce type de migraine ne représente que 10 à 15 % des crises et est donc beaucoup moins fréquent, mais peut se voir chez n'importe quel migraineux, sans que cela implique un caractère péjoratif au niveau pronostique.

Parmi les migraines avec aura, la migraine ophtalmique, qui était autrefois appelée la « migraine classique », est la plus fréquente avec un début assez brusque où le migraineux va voir apparaître un scotome scintillant, c'est-à-dire l'apparition dans une partie de son champ visuel d'un point lumineux, scintillant comme une étoile, augmentant progressivement du centre vers la périphérie le plus souvent de façon latéralisée. Il se présente alors comme des lignes brisées, d'allure géométrique, que l'on a qualifié de « fortifications à la Vauban » par comparaison avec les ouvrages militaires de ce dernier. Ce trouble gêne la vision du sujet et l'extension de la tache lumineuse qui se fait en une quinzaine de minutes pour durer environ le double avant de disparaître, faisant place alors à la douleur, ce qui entraîne chez le sujet non seulement un handicap très net (lecture, écriture, conduite automobile...) mais aussi une angoisse plus ou moins importante car il sait qu'il est annonciateur de la douleur. Le trouble visuel peut être aussi caractérisé par des taches lumineuses appelées « phosphènes » ou des flashs mobiles ou fixes de taille plus ou moins grande. Il peut s'agir aussi d'un simple flou visuel mais on peut aussi de façon plus rare rencontrer des perturbations de la vision avec sensation de rapetissement, appelée « micropsie », ou d'agrandissement, macropsie ou déformation, nommée « métamorphopsie », du visage, des membres ou de l'environnement. Le meilleur exemple de ce phénomène est la description remarquable faite par Lewis Carroll — qui était sujet à ces migraines accompagnées — dans *Alice au pays des merveilles* :

« Quel drôle d'effet ! dit Alice. Je crois que ça y est : je raccourcis comme une longue-vue ! Maintenant, voilà que je me déploie comme la plus grande longue-vue qu'on ait jamais pu voir ! Adieu mes pieds — en effet, en regardant en bas vers ses pieds, il lui sembla qu'ils étaient presque hors de vue, tant ils lui paraissaient éloignés. Oh ! mes pauvres petits pieds ! qui pourra vous mettre vos bas et vos souliers, désormais, mes chers amis ? Sûrement pas moi ! Je serai trop loin de vous pour m'occuper de cela... » Lewis Carroll décrit aussi dans ce passage les troubles du langage que nous avons cités : « Plus et plus curieux ! cria Alice ; elle était tellement surprise que sur le moment elle oublia de parler correctement. »

Mais cette description plaisante de la migraine avec aura ne doit pas pour autant, par sa célébrité, faire oublier le caractère douloureux, parfois dramatique que revêt la crise. Un autre auteur, Hortense Dufour, a décrit dans l'un de ses ouvrages [1], l'horreur que peut être celle-ci.

INTERMEZZO : DESCRIPTION D'UNE MIGRAINE

« C'est au moment de me réveiller que je sais qu'elle est là. Une Walkyrie tout entière dans ma tête, avec le glaive et le casque. Impossible d'ouvrir les yeux. Il se passe trop de choses derrière mon front. En apparence, quelqu'un qui entrerait dans la chambre croirait que je dors. Pourtant, voici ce qui arrive :

« Une tornade aiguë, taillée en menhir, occupe tout le coin droit de mon crâne. Le côté gauche est vide mais non dégagé. Vide. Le lobe n'existe plus. Vide, c'est-à-dire qu'aucun sentiment, aucune pensée, aucune action n'a d'importance. Je ne sais plus lire, écrire, compter. Il faudra retourner à la communale et encore j'aurais du mal à comprendre. Pourtant ce ne sont pas les coups de gaule sur la tête qui me manquent.

« Obsession unique : arracher la migraine.

---

1. *L'Écureuil dans la rue*, Grasset, 1981.

« Maintenant, elle est derrière l’ oblige à se fermer et qu’elle remplit neux. Pendant ce temps, du côté de la c raît un marteau de forgeron et les d cerveau résonnent au point que mes oreille sent de coups de cymbales, de graviers s tombent à grand bruit au fond du canal aur je gémis un peu. Je ne puis m’en empêcher. J’en ai pour la journée et je le sais. Soit douze petites heures avant de relever enfin de l’oreiller une tête légère, sans le moindre projet. Pour l’instant le bonheur serait l’absence de migraine. Pierre peut bien me tourmenter, les huissiers me voler, les amis me quitter, les enfants me renier, cela n’est rien à côté de la Migraine. La Migraine est la fée Carabosse des grandes personnes, la déesse des crapauds... Voilà maintenant qu’ils sifflent tous ensemble un venin particulièrement noir. Je me soulève, prise de nausée. Je n’ai rien à vomir si ce n’est le venin des crapauds. Amer. Infect. Je claque des dents. Glacée. Je me recroqueville sous la couverture. Quelle position adopter ? Sur le dos ? Non, tout le crâne devient hydrocéphale comme celui du gosse de Maryvonne Pincebras. Il va falloir m’opérer, enlever d’urgence cette énorme poche d’eau qui me broie. Sur le ventre ? Non, toute la nuque est guillotinée, on m’a passé de force la tête dans l’affreux guichet. Le couteau tombe, remonte, je vis toujours, la tête la tête la tête. Sur le côté ? Mais pas n’importe lequel. Le gauche peu à peu remplit son vide avec la douleur du droit, sans pour cela soulager le côté droit.

« Je pleure.

« Quand la crise est déclenchée, dit le médecin, il n’y a malheureusement pas grand-chose à faire...

« Je tâtonne vers l’aspirine. Dose massive. Mais comment faire pour avaler ? La langue le palais les gencives la gorge la glotte ont perdu tous leurs muscles leurs nerfs leur capacité de happer broyer déglutir.

… la Migraine, je ne verrai pas Pierre de la … Je peux crever dans mon coin. Mystérieuse…t, il disparaît quand je souffre : C'est de la comé-die. »

Je peux attester la véracité de cette description de la migraine (et la nécessité évidente qui se présente alors au thérapeute de faire tout ce qui est en son pouvoir pour soulager le malade).

Un élément essentiel dans le diagnostic que l'on retrouve dans toutes les définitions de la maladie migraineuse est le caractère *périodique* de celle-ci. Il peut exister des intervalles libres de plus ou moins longue durée allant de quelques jours à quelques mois pendant lesquels le migraineux est totalement normal. Mais ce dernier reconnaîtra les premiers signes annonciateurs, appelés aussi « prodromes de la crise », qui l'en préviendront plusieurs heures, voire plusieurs jours auparavant comme une sensation d'euphorie ou d'excitation exagérée ou à l'inverse une humeur anormalement triste accompagnée d'irritabilité, des envies alimentaires de sucreries ou de chocolat quasi irrépressibles, des difficultés à se concentrer ou l'apparition de bâillements fréquents et incoercibles. C'est alors que la hantise de la crise commence, donnant au migraineux l'impression d'être victime d'une épée de Damoclès qui va tomber sur sa tête une fois de plus.

Mais le caractère périodique peut aussi varier avec l'existence de facteurs déclenchant qui peuvent être de plusieurs ordres :

— soit d'ordre alimentaire : ingestion d'alcool, de fromages, d'œufs, de chocolat ou d'aliments asiatiques (contenant du glutamate de sodium, responsable direct d'une vasodilatation) ;

— soit d'ordre visuel par stimulation lumineuse excessive ou intermittente : télévision, néon, ordinateur, jeux vidéo, reflets du soleil sur l'eau, phares de voiture ;

— soit d'ordre hormonal : période des règles ou de l'ovulation ;

— soit d'ordre chronobiologique (week-end, début ou fin de vacances), de situation de stress, d'excès ou de manque de sommeil ;

— soit d'ordre psychoaffectif : contrariétés ou, à l'inverse, grandes joies inattendues ;

— soit enfin d'ordre météorologique : baisse brutale de pression barométrique, temps humide ou venteux.

Cette multiplicité des facteurs déclenchants, qui rend si imprévisible pour chaque migraineux l'évolution de sa maladie, rend bien compte du caractère multifactoriel de celle-ci, ainsi que le montre le schéma de la page suivante.

Ce caractère multifactoriel permet de mieux comprendre le mécanisme complexe de la crise de migraine et en même temps de tenir compte de chacun des éléments pour améliorer le traitement de la maladie.

On le voit, le diagnostic de la migraine ne se résume donc pas à l'interrogatoire par un simple « mal de tête qui dure plus de quatre heures et moins de soixante-douze, qui est pulsatile, unilatéral et accompagné de nausées ». La migraine est une douleur, définie comme telle par l'Association internationale pour l'étude de la douleur (IASP : International Association for Study of Pain) : « Sensation et émotion désagréables, associées à des lésions des tissus présentes ou potentielles, ou présentées en de tels termes », elle est surtout un phénomène individuel, spécifique et différent pour chacun, totalement incommunicable, car fondamentalement subjectif. Sa mesure, sa description, son évaluation ne se font qu'à travers l'expression qu'en donne celui qui souffre, seul témoin réel, toujours isolé.

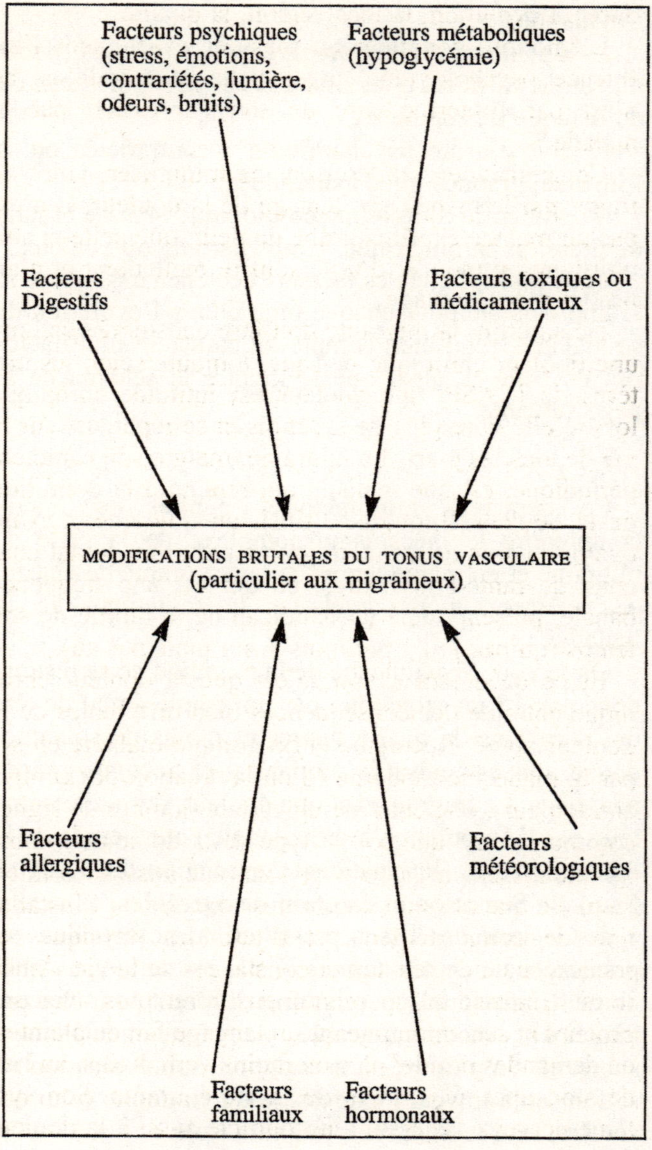
Facteurs psychiques (stress, émotions, contrariétés, lumière, odeurs, bruits)
Facteurs métaboliques (hypoglycémie)
Facteurs Digestifs
Facteurs toxiques ou médicamenteux
MODIFICATIONS BRUTALES DU TONUS VASCULAIRE (particulier aux migraineux)
Facteurs allergiques
Facteurs météorologiques
Facteurs familiaux
Facteurs hormonaux

La sensation, on essaie d'en définir l'intensité, la durée, l'évolution, la localisation, la qualité.

L'émotion, comment en mesurer exactement l'influence psychologique, personnelle et morale, si ce n'est par l'intermédiaire de son expression par le malade ?

Ce serait une grande erreur de minimiser, voire de traiter par le mépris, ce langage de la douleur. Il n'est pas un malade exprimant une douleur, que celle-ci soit physique ou morale, qui ne souffre réellement et n'ait besoin d'être soulagé.

De surcroît, la migraine doit être considérée comme une douleur chronique puisque, toujours selon les critères de l'IASP, une douleur est intitulée chronique lorsqu'elle dure plus de six mois et se répercute sur la vie de tous les jours. La migraine, malgré son caractère périodique, est une maladie qui répond à la définition de la douleur chronique. Ainsi, un migraineux ayant quatre ou cinq crises de migraine par mois durant chacune quarante-huit heures, ce qui est une fréquence banale, présente déjà un handicap de la moitié de son temps (quinze jours par mois = six mois par an).

Et ce qu'il faut savoir, c'est que la douleur chronique entraîne des conséquences bien différentes de la douleur aiguë. Reconnue enfin comme maladie en soi par la médecine moderne (d'où la création des centres antidouleur), elle entraîne un certain nombre de signes communs, quel que soit le type de la douleur, comme un ralentissement général de l'activité aussi bien intellectuelle que physique ou professionnelle ou l'installation de comportements et d'attitudes physiques et sociaux mal adaptés aux circonstances de la vie. Ainsi, il est fréquent qu'un migraineux n'ait plus avec ses proches et son entourage qu'un langage fait de plaintes, de demandes d'aide, plus ou moins verbalisées, au lieu de s'occuper activement de la vie courante. Son système nerveux végétatif s'accoutume aussi à la douleur chronique : des dérèglements apparaissent, tels un manque d'appétit général, une baisse de la libido, une constipation, et le migraineux devient aussi de plus en plus intolérant à la douleur, même différente, même minime, comme une simple intervention dentaire. Dans sa hantise de la douleur, il affecte d'une coloration « souffrance » tout autre stress, qu'il soit physique ou moral. Peu à peu, il va se laisser aller vers un statut de handicapé passif replié sur lui-même, parfois revendicatif, où son entourage et la société ont tendance à le pousser. Pourquoi ? Quand on se sent handicapé et dévalorisé par les autres, incompris par le corps médical et frappé d'une sorte de malédiction, cette réaction psychique apparaît finalement tout à fait normale.

Ce qui apparaît anormal, en revanche, c'est la façon dont est souvent considérée une crise de migraine : « C'est de la comédie ! » disait Hortense Dufour plus haut. Voilà une réflexion qui est malheureusement bien banale, alors même que le migraineux souffre ce qui lui apparaît comme un martyre. Et pour l'observateur un tant soit peu attentif il existe des signes d'accompagnement de la douleur, phénomènes caractéristiques de la migraine — considérés comme tels dans les critères diagnostiques de l'IHS — qui sont les suivants et que remarquera tout médecin qui a l'occasion d'examiner un patient pendant un accès de migraine :

— intolérance au bruit, à la lumière, aux odeurs (ce qui oblige le plus souvent le migraineux à se coucher dans le noir et au calme en interrompant ses activités) ;

— nausées, vomissements (qui peuvent être au premier plan, apparaissant dans plus de deux tiers des cas avec une intolérance alimentaire et liquidienne absolue et rejet immédiat de toute substance ingérée — y compris un simple comprimé de médicament : c'est la notion bien française de « crise de foie », médicalement inexistante mais bien ancrée encore dans les mœurs familiales, surtout s'il s'agit d'un enfant) ;

— sensation de manque d'équilibre, de fatigue, état de prostration et d'irritabilité (le migraineux n'ayant envie que d'une chose : qu'on le laisse tranquille) ;

— frissons et sensation de froid (et un examen attentif permet de constater effectivement des extrémités moites et froides, une pâleur de la face, des sueurs froides et autres signes objectifs de la douleur tels que l'accélération du pouls, une tension artérielle plus élevée que la normale).

Tous ces signes accompagnateurs peuvent être utiles au diagnostic qui sera posé sans avoir besoin alors d'examens complémentaires inutiles. Un autre critère est celui de la durée de la crise, entre quatre et soixante-douze heures, mais est très variable d'une crise à l'autre et d'un migraineux à l'autre, parfois irrégulière, avec des moments de répit amenés par le sommeil. Au réveil, la crise peut avoir disparu, laissant le migraineux soit complètement épuisé, soit, à l'inverse, euphorique, mais au total tout est revenu à la normale, comme si rien ne s'était passé. Entre les crises, c'est comme si le migraineux n'était absolument pas malade. Cette absence de symptômes établit ce fait sur lequel nous insistons encore une fois : le caractère périodique des crises. Une « migraine » qui apparaît tous les jours ou tout le temps n'est pas une migraine ou bien est compliquée d'autres causes de céphalée. La périodicité est par conséquent un signe diagnostique de maladie migraineuse que le médecin recherchera dès la première consultation.

Les migraines atypiques

90 % des migraines sont des migraines telles que nous venons de les voir le plus souvent, sans aura, mais on peut toujours voir apparaître une migraine plus difficile à diagnostiquer car plus compliquée ou inhabituelle. Ce sont ces migraines qui amènent à faire

effectuer des examens complémentaires pour éliminer une cause notamment neurologique du syndrome. On trouve dans cette catégorie :

— la migraine à aura prolongée, où l'aura dure plusieurs heures, voire plusieurs jours : dans ces conditions, même s'il y a un contexte de migraine évident, on fera effectuer un examen tomodensitométrique, ou scanner du cerveau, pour éliminer un éventuel accident vasculaire cérébral ;

— la migraine basilaire, ainsi nommée parce que le trouble vasculaire touche les artères vertébrales qui se réunissent en un « tronc basilaire » irriguant le cervelet ; elle est révélée par des vertiges très importants avec trouble de l'équilibre, une difficulté à la parole et aux gestes simples, des troubles de la vision. Là aussi, on peut être amené, ne serait-ce que par l'inquiétude engendrée par les troubles, à effectuer des examens complémentaires neurologiques visant à éliminer surtout l'hypothèse d'une tumeur cérébrale ;

— la migraine ophtalmoplégique est une migraine avec aura, laquelle est due à la compression d'un nerf oculomoteur de l'œil (c'est-à-dire qui permet à l'œil de bouger, ce qui provoque un strabisme) par une artère intracrânienne dilatée. En dehors du strabisme, il y a une vision double et une dilatation fixe de la pupille, tout cela persistant même après la céphalée, pendant parfois plusieurs jours, posant le problème diagnostique d'une malformation vasculaire cérébrale. Un bilan en milieu neurologique est le plus souvent nécessaire alors ;

— la migraine hémiplégique : bien que très rare, elle pose aussi un problème diagnostique, notamment chez les migraineuses prenant la pilule, qui est un facteur de risque d'accident vasculaire cérébral de type ischémique. Elle se retrouve aussi de façon exceptionnelle chez les personnes atteintes d'une migraine hémiplégique familiale très particulière, dont le facteur génétique a été identifié sur le chromosome 19 par une équipe française ;

— la complication de la migraine : l'état de mal migraineux. Souvent appelé migraine chronique, il est caractérisé par la persistance des crises de migraine qui se succèdent sans interruption, angoissant au maximum le malade et son entourage. Or, s'il y a des migraineux qui ont effectivement mal à la tête tous les jours parce que leur migraine se mêle à des céphalées d'autres origines (notamment psychiques), l'état de mal migraineux correspond au caractère extrême de la céphalée médicamenteuse. C'est-à-dire que, s'ils sont pris de manière épisodique, les antimigraineux de crise et les antalgiques soulagent tout à fait correctement la migraine, mais, s'ils sont pris trop souvent, chaque jour ou à des doses excessives, il se réalise un tableau d'intoxication et de dépendance induisant un véritable cercle vicieux, notamment en cas de prises répétées de tartrate d'ergotamine : l'organisme s'habitue à ne plus avoir des artères de taille normale que lorsque son sang contient un minimum de taux de cette substance ; au-dessous, il y a réapparition de la vasodilatation, donc de la migraine, obligeant alors le migraineux à reprendre une nouvelle prise pour être soulagé. Devenue véritable drogue, le médicament doit être éliminé par un sevrage qui sera fait le plus souvent en milieu hospitalier durant trois à sept jours après lesquels le migraineux pourra de nouveau vivre normalement sans prise abusive d'antalgiques.

L'enfant et la migraine

La migraine de l'enfant, ce n'est pas du cinéma

Pourquoi faut-il croire un enfant qui dit qu'il a mal à la tête ? Parce que, en général, ce n'est pas du cinéma. Oui, c'est vrai, les enfants peuvent avoir des migraines et cela peut commencer très tôt dans la vie, dès l'âge de un an. 5 % des enfants ont des migraines, soit un enfant sur vingt au moins. Dans chaque classe, de la maternelle au lycée, il y a au moins un enfant qui souffre de migraine. Petites filles et petits garçons sont touchés également au niveau statistique par la maladie migraineuse, de façon progressive avec l'âge — 1 à 2 % des enfants de moins de dix ans et 4 à 5 % des enfants entre dix et douze ans, mais plus on va se rapprocher de l'âge de la puberté, plus la maladie migraineuse touchera plus volontiers la fille chez laquelle, à partir de l'apparition des premiers signes pubertaires ou des premières règles, le pourcentage va rapidement, et parfois brutalement, augmenter jusqu'à 10 à 15 %.

La définition de la migraine de l'enfant est difficile car elle ne correspond pas aux critères de diagnostic de migraine chez l'adulte établis par l'Association internationale pour l'étude des céphalées. En fait, on considère comme atteints de migraine les enfants sujets à des céphalées, même si elles sont minimes, mais qui se répètent par crises paroxystiques séparées par des intervalles sans douleur ayant au moins trois des caractères suivants :

1. douleur pulsatile (qui bat au rythme du cœur) unilatérale ;
2. nausées, ou vomissements, ou douleurs abdominales associées ;
3. troubles visuels associés ;
4. cessation complète de la crise avec le sommeil.

Il faudrait ajouter à cette liste un critère facultatif mais souvent évocateur : l'existence d'une hérédité migraineuse paternelle ou maternelle.

Par ailleurs, il faut noter qu'une crise de migraine peut ne se traduire chez le petit garçon que par le critère n° 2 : c'est la fameuse « crise de foie » — qui n'a aucune réalité médicale, cela est bien prouvé maintenant ! — ou « crise d'acétone », l'enfant dégageant cette odeur, qui n'est en fait due qu'à ses vomissements répétés. Pour résumer, si votre petit garçon pleure et dit souvent qu'il a envie de vomir ou qu'il a mal au ventre, croyez-le et ne vous demandez pas ce qu'il a bien pu manger qui ne lui a pas réussi. S'il veut rester au lit au lieu d'aller à l'école laissez-le dormir, vous lui rendrez un grand service (voir le critère n° 4 ; d'ailleurs, même chez les adultes, le migraineux a envie de s'allonger et de s'isoler dans une pièce sombre et calme car il ne tolère plus ni le bruit ni la lumière, et quand il bouge la tête sa céphalée augmente).

Chez la petite fille, il peut aussi y avoir une quasi-absence du critère n° 1, remplacé par le critère n° 3 : si votre fille vous dit qu'elle voit des éclairs, « des trucs bizarres qui bougent, qui brillent, qui sont en zigzag, qui scintillent ou qui sont des éclairs ou des taches de couleur », et plus encore si elle vous raconte qu'elle ne sent pas son corps comme d'habitude, qu'il est plus petit, qu'il est déformé ou qu'elle a la tête en bas, ne vous inquiétez pas, c'est ce qu'on appelle le « syndrome d'Alice », du nom d'*Alice au pays des merveilles*. Dans ce cas-là aussi, mettez votre enfant au lit dans le noir et le calme en le rassurant (car il est vrai que les troubles visuels de la migraine apparaissent souvent inquiétants, voire affolants au petit migraineux, d'autant plus s'il voit que ses parents s'affolent aussi). Mais c'est aussi pour cette raison que la migraine est plus facilement détectée et diagnostiquée chez la petite fille que chez le petit garçon, car tous les parents ont plus tendance à aller consulter — quand ce n'est pas pour demander un « scanner miracle » — pour des troubles de la vue que pour des maux de ventre ou des nausées.

Un enfant peut souffrir très souvent de la tête (deux

fois par semaine), souvent (une fois par semaine), moins souvent (une fois par mois) ou très rarement (une fois tous les six mois) : tout est possible. Mais ce qui est important, c'est qu'entre ces épisodes, qu'il faut bien appeler par leur nom : crises de migraine, l'enfant ne se plaint de rien. Ce n'est pas une raison, bien au contraire, pour ne pas consulter le médecin à ce sujet et lui demander soit un traitement adéquat, soit s'il ne sait pas les coordonnées d'un spécialiste de la migraine ou d'un pédiatre.

Un diagnostic et un traitement précoce permettent d'éviter le risque d'aggravation à l'âge adulte. Un point particulier de la migraine de l'enfant est qu'elle est souvent révélée non par des maux de tête mais par des douleurs abdominales et des troubles digestifs répétitifs qui cèdent aux antalgiques et à la mise au repos dans l'obscurité et le calme, ce qui en fait un critère diagnostique.Un point thérapeutique apparaît particulier à l'enfant migraineux : son équilibre physiologique en magnésium et le bénéfice qu'il pourrait retirer de la prise régulière de cet oligo-élément.

Autre chose très importante, un mal de tête qui dure plus de trois jours n'est pas une migraine. Cela peut avoir une cause beaucoup plus banale (sinus, dent, oreille, etc.) ou, à l'inverse, beaucoup plus grave, surtout si l'enfant présente :

— une douleur très intense, localisée, continue et non pulsatile ;

— une altération de son état général ;

— de la fièvre ;

— et que le médecin lui trouve à l'examen des troubles neurologiques.

Il est question, là, d'une véritable urgence, nécessitant de faire hospitaliser le plus vite possible pour que l'on puisse pratiquer une ponction lombaire (c'est-à-dire un prélèvement du liquide céphalo-rachidien au niveau des méninges de la moelle épinière, à la recherche notamment d'une méningite), un scanner ou une résonance magnétique nucléaire, examen très sophistiqué qui va permettre de détecter toute anomalie des vaisseaux cérébraux ou tout processus tumoral débutant au niveau du cerveau.

On a bien compris maintenant qu'on ne plaisante pas avec la migraine de l'enfant.

Quelle est la cause de cette dernière ?

C'est la conséquence de ce que l'on a appelé un « orage vasculaire », c'est-à-dire un trouble vasomoteur caractérisé par une diminution de calibre des artères cérébrales, qui irrigueraient moins bien le cerveau — cela expliquant les signes prémonitoires —, et ce dernier réagirait par une vasodilatation des artères responsable de la douleur pulsatile migraineuse. Par ailleurs, il y aurait une stimulation d'un noyau cérébral situé à la base du cerveau, responsable des nausées et des vomissements (réflexe neurodigestif spécifique aux migraineux, enfants comme adultes).

Les enfants migraineux ont souvent une fragilité de leur système nerveux végétatif (c'est celui qui contrôle les principales fonctions vitales telles que les battements du cœur, la tension artérielle, la respiration ou le fonctionnement digestif). De nombreux spécialistes l'ont constaté partout dans le monde, de même que l'émotivité particulière de la majorité de ces enfants. Mais ce dernier point n'est pas encore totalement élucidé quant à sa place dans le déroulement de la maladie migraineuse de l'enfant : est-il une des causes des crises de migraine ou bien, à l'inverse, une conséquence de la répétition de celles-ci ? En effet, les enfants migraineux finissent bien souvent par être un peu différents des autres : anxieux, tendus, perfectionnistes, travailleurs (pour regagner le temps perdu ?), assidus en cours et consciencieux ; en revanche, leur intelligence initiale n'est pas supérieure à la normale.

On retrouve souvent chez les enfants migraineux les mêmes facteurs déclenchants, comme les stimulations visuelles rapides — séance de cinéma, reflets du soleil sur la mer ou la neige, lumière des phares de voitures la nuit quand elles croisent celle de leurs parents —, une sensibilité particulière aux conflits scolaires ou familiaux ainsi qu'à certains aliments tels que le chocolat, les glaces, les frites, le gruyère, le hareng ou les bananes. La fatigue survenant après un effort sportif important est aussi souvent retrouvée comme facteur déclenchant, mais il s'agit là d'un phénomène identique à celui qui survient chez le migraineux adulte (la migraine étant peut-être déclenchée par une augmentation relativement brutale du pouls et de la pression artérielle). Cela dit, il est certain que les enfants qui se plaignent d'avoir très souvent mal au cœur en voiture, quand ils ne se mettent pas à vomir de façon répétée pendant ces voyages, sont souvent prédisposés à la migraine.

Peut-on prévoir que son enfant va faire une crise de migraine ?

Parfois. Ainsi, lorsqu'il se plaint brutalement de vagues douleurs abdominales (ne croyez pas toujours, lorsque cela survient au réveil, qu'il ne veut simplement pas aller à l'école), d'une sensation de malaise et de mal de mer au niveau de l'estomac, qu'il devient brusquement anxieux ou qu'il se met à bâiller de façon ininterrompue et insolite sans pouvoir s'en empêcher : tous ces signes sont annonciateurs de l'imminence de la crise (comme les troubles visuels que nous avons évoqués plus haut, qui peuvent être remplacés par des sensations de fourmillement au niveau des doigts d'une main et qui remontent progressivement le long du bras, pouvant même parfois gagner ensuite les lèvres et la langue avec des difficultés à parler — « crise cheiro-orale »). Ils vont durer de dix à vingt minutes puis vont diminuer alors que la céphalée va s'installer progressivement, d'intensité très variable et de topographie similaire, par exemple au niveau du front ou avec une douleur « derrière les yeux » ou bilatérale. D'ailleurs, à la différence de l'adulte, chez l'enfant de moins de dix ans, la douleur ne touche que rarement strictement la moitié du crâne (la fameuse « hémicrânie », critère diagnostique de la migraine de l'adulte) et, s'ajoutant à la pression du crâne, elle s'accentue souvent alors que c'est l'inverse qui se produit lorsqu'un migraineux adulte appuie avec les doigts sur l'endroit qui lui fait mal — bien souvent la tempe.

Que faire devant une migraine de l'enfant ?

Tout d'abord, il faut le prendre au sérieux mais sans s'affoler, l'envoyer se mettre au lit dans l'obscurité le plus vite possible après lui avoir fait prendre éventuellement un léger antinauséeux (par exemple Vogalène® ou Primpéran® en comprimé si possible, sinon en suppositoire ou en demi-suppositoire) avec une petite tisane relaxante tiède et sucrée (mais certains préfèrent non sans succès plutôt un verre de Coca-Cola normal, non décaféiné) associée éventuellement, après accord de son médecin, au moins au téléphone, à une dose adaptée à l'âge et au poids de l'enfant d'aspirine ou de paracétamol.

Mais l'essentiel, dans tous les cas, c'est de réagir vite !

Un petit point de détail pratique à noter chez les enfants migraineux scolarisés : demandez à votre médecin, s'il donne un traitement de crise à votre enfant, sachant que celui-ci, comme chez l'adulte, doit être pris le plus tôt possible, dès les signes annonciateurs, sans attendre la douleur, un certificat destiné à l'infirmière et au directeur de l'école ou du collège, autorisant l'enfant à avoir sur lui en permanence ses médicaments et à les prendre en urgence si besoin. Car la migraine, si elle n'est pas traitée, non seulement fait souffrir, bien évidemment, mais peut peser lourdement sur la scolarité.

Dans tous les cas on aura fait valider le diagnostic de maladie migraineuse par le médecin.

On l'a vu, le diagnostic n'est pas toujours évident : la migraine peut se traduire par des « équivalents migraineux » avec pâleur, sueurs et douleurs abdominales sans fièvre, paralysies oculaires qui vont régresser spontanément en quelques semaines mais peuvent récidiver, alors même que les examens, notamment des artères de l'œil, sont normaux : il s'agit là d'une forme de migraine controversée : la migraine ophtalmoplégique ; la migraine peut aussi se présenter chez l'enfant sous forme de crises de vertiges (sans céphalée), de troubles du langage isolés ou de « vomissements cycliques de l'enfance ». Tous ces troubles inquiètent à juste raison les parents, qui craignent toujours une tumeur cérébrale ou une malformation intracérébrale. L'avis du médecin et du spécialiste est deux fois plus qu'une le bienvenu puisqu'il permet d'éliminer ces diagnostics (par examens neurologiques, fond d'œil, électroencéphalogramme, voire scanner) et donc de rassurer tout le monde.

Quand faut-il mettre en route un traitement de fond antimigraineux et pourquoi ?

Quand les migraines sont fréquentes (plus de trois par mois) et/ou très handicapantes, avec pour but de diminuer la fréquence et l'intensité des crises et parfois les stopper complètement. La dihydroergotamine (DHE®, Séglor®) est ici le traitement de choix de par son innocuité et le recul que l'on a sur son efficacité, mais le médecin peut parfois être amené, toujours en respectant le rapport dose/poids-âge de l'enfant à un bêtabloquant (Propranolol®), un inhibiteur calcique (Sibélium®) ou un antisérotoninergique tel que le pizotifène (Sanmigran®).

Mais, plus encore que chez tout migraineux qui prend un traitement de fond, celui de l'enfant migraineux ne doit pas se résumer à une simple prescription de gélules ou de comprimés verts, blancs, bleus, roses, etc. La thérapeutique de la migraine correspond à une prise en charge d'une douleur chronique avec un problème d'invalidité scolaire, sociale et/ou familiale, avec la hantise pour le petit malade que « ça recommence encore une fois... comme maman... (ou papa)... ». Il faut encourager absolument l'enfant à avoir une image positive de lui-même, malgré les migraines, le soutenir, le laisser mener une vie normale et pratiquer tous les sports et loisirs qu'il désire, en évitant bien sûr, de même que dans l'alimentation — où il n'y a pas de régime particulier —, les facteurs déclenchants supposés responsables (qui peuvent aller du Game Boy au chocolat). Mais, par contre, des horaires réguliers de repas et de sommeil sont essentiels à faire respecter par l'enfant. Enfin, on n'oubliera pas les thérapies non médicamenteuses quand elles apparaissent souhaitables : rééducation des yeux ou port de lunettes, soins dentaires ou de kinésithérapie du cou ou du dos (sans oublier ici les effets bénéfiques prouvés de la natation), et savoir aussi parfois faire comprendre qu'un petit soutien psychothérapeutique, quitte à y faire participer les parents, pourrait être utile. Bref, la migraine de l'enfant n'est ni bénigne ni facile, mais le jeu en vaut la chandelle : quoi de plus beau dans le monde qu'un enfant qui sourit et qui rit parce qu'il ne sait plus ce que c'est de souffrir et d'être différent des autres ?

La femme et la migraine

La migraine se vit surtout au féminin. Sur huit millions de migraineux en France, deux tiers sont des femmes. Il ne fait maintenant plus aucun doute qu'il existe des relations étroites entre la vie hormonale de la femme et la maladie migraineuse.

Alors que pendant l'enfance garçons et filles sont à égalité devant la migraine, la proportion change à la puberté de façon très nette aux alentours de la période entre douze et seize ans avec l'apparition de crises chez 10 à 20 % des filles. Cette influence de la puberté est plus forte pour la migraine sans aura qu'avec aura, par ailleurs, les jeunes filles qui voient leurs crises de migraine démarrer à la puberté auront plus fréquemment des crises menstruelles par la suite.

Ces migraines, dites « cataméniales », depuis l'avant-veille des règles jusqu'à parfois le dernier jour de celles-ci, touchent entre 5 et 25 % des migraineuses. Mais, ce qui est plus grave, elles accroissent l'intensité habituelle des crises dans plus de 50 % des cas. Les crises de migraine menstruelles sont donc plus intenses, plus longues et plus résistantes aux traitements des crises « classiques », ce qui fait que la thérapeutique à leur appliquer doit être plus intensive. D'autre part, il existe une origine génétique prouvée à ces crises cataméniales (étude présentée au Xe congrès de l'IHS, New York, juillet 2001).

Il n'a jamais été démontré de perturbations particulières des hormones ovariennes (œstradiol et progestérone) ou des hormones de l'hypophyse qui régulent leur libération (FSH-LH). C'est la chute brutale, plus que le taux absolu des œstrogènes précédant les règles, qui paraît jouer un rôle déclenchant, ce qui modifierait le seuil de susceptibilité neurovasculaire ou augmenterait la concentration en prostaglandines (neurohormone inflammatoire). Au contraire, pendant la grossesse, il existe des taux hormonaux stables, ce qui explique l'amélioration et la disparition des crises chez 80 % des femmes migraineuses, et ce dès le deuxième mois (de surcroît, on a constaté chez les femmes migraineuses enceintes une augmentation importante des endorphines — morphines naturelles qui interviennent dans le contrôle interne de la douleur), mais cette amélioration cesse après l'accouchement soit dans les heures qui suivent la délivrance, soit dans les jours qui suivent la période d'allaitement, et les crises seront d'autant plus fréquentes chez les femmes qui souffraient auparavant de migraines cataméniales.

La mauvaise réputation de la pilule chez les migraineuses n'est absolument pas justifiée, notamment depuis l'arrivée des pilules faiblement dosées ou triphasiques. On pourrait dire qu'en général sur dix femmes migraineuses prenant la pilule, huit d'entre elles ne verront aucun changement, si ce n'est la concentration des crises dans la période « sans », où l'une sera aggravée et l'autre sera améliorée. En revanche, s'il existe d'autres facteurs de risques cardiovasculaires (tabagisme, obésité, hypertension artérielle, hypercholestérolémie), la prudence est de règle, notamment si les crises s'aggravent, car cela peut être en faveur d'un risque accru d'accident vasculaire cérébral. Enfin, il existe par ailleurs un type de migraine qui est une forme rarissime appelée la « migraine hémiplégique familiale » qui touche plusieurs générations dans une même famille et qui est accompagnée de troubles neurologiques pouvant déboucher sur des séquelles si la migraineuse prend la pilule.

Ce qu'il faut donc retenir, c'est que le dogme « une femme migraineuse ne doit pas prendre la pilule » est quelque chose de totalement dépassé qui touche beaucoup plus largement à la controverse politique, médicale, sociologique et religieuse que soulève encore de nos jours la question de la contraception féminine qui a donné à la femme une liberté de son corps.

Y a-t-il des pilules plus indiquées les unes que les autres aux femmes migraineuses ? La réponse penche plutôt vers la négative et vers une individualisation du problème, chaque femme pouvant avoir des tolérances ou des intolérances particulières selon telle ou telle marque de pilule (dans lesquelles les dosages, les compositions exactes des hormones utilisées varient en effet). C'est le rôle du gynécologue, bien averti de la maladie migraineuse, que d'aider sa patiente — et non de choisir pour elle. Enfin, il existe une forme de pilule, pour les femmes qui ne supportent pas les variations d'œstrogène, les micropilules, faites uniquement de progestérone et qui sont prises en continu, même pendant les règles.

Les migraines hormonales ne se limitent pas aux crises menstruelles ; elles peuvent également survenir avec la même régularité pour les migraines ovulatoires qui surviennent au milieu du cycle, au moment de l'ovulation, pendant laquelle il se produit également une modification relative visant à la baisse des œstrogènes par rapport à la progestérone, dont le taux sanguin augmente brutalement (c'est le fameux pic ovulatoire).

Il ne faudrait pas en conclure pour autant que le traitement de la migraine hormonale chez la femme se résume justement à un traitement hormonal. À la puberté, le paracétamol, l'aspirine, les dérivés de l'ergot de seigle à demi-dose, les anti-inflammatoires non stéroïdiens et éventuellement les triptans après dix-huit ans peuvent aider à supporter les crises. Chez la femme adulte, on ajoutera une supplémentation œstrogénique percutanée (pommade ou patch) pendant les règles associée à un traitement préventif périodique par anti-inflammatoire non stéroïdien pendant huit à dix jours. Il faut souligner la prudence extrême avec laquelle il faut traiter les crises de migraine chez la femme enceinte pour laquelle tout dérivé de l'ergot de seigle ou triptan est formellement contre-indiqué. C'est dans ces cas-là que la collaboration entre gynécologues et migrainologues prend tout son intérêt. En effet, on peut profiter de la grossesse pour mettre en route un traitement prophylactique de la maladie migraineuse par bêtabloquants (propranolol ou métoprolol), ce qui permettrait en théorie de prolonger la rémission provoquée par la grossesse et de la transformer en guérison définitive. Dans ces conditions, la grossesse serait doublement bénéfique à la femme migraineuse au lieu de n'être qu'un intermède, trop bref, dans sa maladie.

La même réflexion s'impose dans le cadre de la ménopause (physiologique, au contraire de la ménopause chirurgicale, qui apporte une aggravation dans deux tiers des cas) où, après un passage difficile lors des premiers remaniements hormonaux, un calme relatif s'installe dont il faut profiter pour traiter énergiquement la migraine. J'insiste sur ce point parce que je vois bien souvent des femmes d'un certain âge qui me disent : « On m'avait pourtant dit que lorsque je n'aurais plus mes règles je serais guérie. » D'une part cela se révèle faux, la seule amélioration constatée est que la migraine décroît dans les deux sexes de façon générale avec l'âge — la sex-ratio restant de cinq femmes pour deux hommes après soixante-dix ans —, d'autre part, la remarque faite à ces femmes est d'une nature profondément injuste et machiste. Injuste, car signifier à quelqu'un que se traiter est inutile, s'embarrasser de médicaments aussi, puisque... le temps fera l'affaire ! Oserait-on dire la même chose à un asthmatique, à un dépressif ou à toute autre personne atteinte d'une maladie au long cours ? Et machiste parce que ferait-on cette proposition de traitement : « Attendez encore trente ans et vous serez guéri »... à un homme migraineux ?

Certains préjugés médicaux sur des affections du sexe dit faible se révèlent parfois ainsi au détour d'une phrase apparemment innocente. Espérons que la féminisation de la médecine les fera disparaître (de même que la migraine).

Les examens complémentaires dans la migraine

Le diagnostic de la migraine est avant tout un diagnostic clinique, fondé sur l'examen et surtout sur l'interrogatoire du patient. Ce dernier est pourtant un grand demandeur d'examens complémentaires qui « feront la preuve » de sa migraine. En réalité, cette demande repose surtout sur la hantise d'avoir une tumeur cérébrale et sur l'incompréhension qu'il y a à accepter le fait qu'une maladie qui est aussi douloureuse, pénible, handicapante et répétitive ne laisse pas de traces visibles. La pression est donc très forte sur le médecin pour que celui-ci prescrive un examen qui montrerait cette trace, et le premier demandé est sans doute celui dont on pourrait se passer le plus dans la migraine : il s'agit du scanner cérébral (ou tomodensitométrie), voire de l'IRM (imagerie par résonance magnétique) qui montrent le cerveau en « image réelle ». Ces examens ne devraient, en réalité, être faits que lorsqu'une anomalie neurologique a été révélée par l'examen du patient ou lorsque l'histoire de la céphalée n'est pas évocatrice d'une migraine classique ; par exemple : céphalées d'apparition brutale qui ne font que s'accroître avec le temps, ou apparaissant après quarante ans chez quelqu'un qui n'en a jamais souffert auparavant, changement du type de mal de tête chez un migraineux connu, des circonstances déclenchantes particulières — comme des maux de tête posttraumatiques — ou le caractère strictement et continuellement unilatéral de la douleur, etc.

Il est vrai que bien des migraineux voient leur demande de bilans complémentaires satisfaite pour les rassurer par des examens comme des radiographies du crâne, des sinus, un électroencéphalogramme, voire une radiographie de la vésicule biliaire (la fameuse « crise de foie »...).

Dans certains cas, deux types d'examens sont intéressants lorsque l'on retrouve des signes évocateurs d'un facteur déclenchant d'origine vertébrale, une radiographie du rachis cervical, et, lorsque la douleur fait envisager l'existence d'un foyer douloureux au niveau d'une dent, une radiographie particulière, le panoramique dentaire (l'absence de ce dépistage des céphalées d'origine dentaire est à elle seule à l'origine de 20 % du coût de la migraine). Un troisième peut être effectué lorsqu'il existe des facteurs de risque cardiovasculaires chez le patient, qu'il soit fumeur, hypertendu, obèse ou prenant une pilule contraceptive (quand on constate aussi la coexistence de deux de ces facteurs au minimum chez la même personne, ce qui n'est pas rare, hélas, dans nos pays riches et industrialisés) : c'est l'écho Doppler des vaisseaux de la tête et du cou fait par ultrasons, à la recherche de signes d'athérosclérose ou de malformation vasculaire. Un bilan ophtalmique avec fond d'œil — qui devrait être fait systématiquement lors de l'examen neurologique, ce qui se pratique couramment par les médecins généralistes aux États-Unis — est souvent utile, notamment chez l'enfant, pour dépister une cause des maux de tête de cet ordre. Mais il s'agit là d'un bilan simple et de routine, peu coûteux de surcroît. Il faut insister sur ce fait : l'économie dans les examens complémentaires, ainsi que leur caractère bénin et non invasif pour le patient, doit être la règle dans la migraine. Cela ne veut pas dire qu'il faille refuser systématiquement tout examen complémentaire, mais l'on doit se limiter au suffisant et au nécessaire (ce nécessaire pouvant être un examen simple, qui rassurera le malade et lui permettra de ne pas rechercher d'autres bilans plus agressifs chez d'autres médecins).

4

Une entité sous-estimée : la céphalée mixte

La céphalée mixte, ou *mixed headache*, est une entité pathologique bien à part extrêmement fréquente et pourtant très négligée dans notre pays. Il est vrai que son origine est anglo-saxonne, notamment américaine (je n'en ai moi-même pris conscience qu'en étudiant aux États-Unis et en tant que membre de l'American Association for Study of Headache (AASH).

Elle correspond à l'association d'une maladie migraineuse typique (répondant aux critères diagnostiques internationaux de la migraine) et d'une autre cause coexistante de maux de tête. Il peut s'agir d'un foyer dentaire infectieux, d'un facteur inflammatoire venu des sinus, d'un trouble de la convergence des yeux ou bien, surtout, d'une névralgie d'un nerf venu du rachis cervical, soit le grand nerf occipital, soit le nerf d'Arnold.

Cette entité n'est pas à sous-estimer. En effet, d'une part ces diverses causes occasionnent des douleurs quasi quotidiennes, qui viennent perturber le diagnostic de la migraine (qui, on le sait, ne se révèle qu'au cours de crises séparées par des intervalles libres), d'autre part elles aggravent le pronostic de la maladie migraineuse. Ainsi, sur 40 % de migraines résistantes à un traitement antimigraineux bien conduit, plus de la moitié ne le sont que parce que la cause coexistante (dent, sinus, vue, névralgie) n'est pas traitée.

Mais on ne traite que ce que l'on trouve et l'on ne trouve que quand on cherche. C'est pourquoi il apparaît primordial, dans l'examen initial de tout migraineux, de rechercher, surtout lorsque la fréquence de ses crises apparaît importante ou inaccoutumée (mais également quand, chez un migraineux traité pour la migraine, une rechute apparaît) l'une de ces causes secondaires à ses céphalées. Cette recherche est malheureusement trop négligée dans la pratique quotidienne ainsi que dans l'enseignement classique portant sur la maladie migraineuse.

Il y a pourtant un vieil adage en médecine : « Un train peut en cacher un autre. » Du moins c'est ce que mes maîtres m'ont appris ; point n'est donc besoin d'aller outre-Atlantique pour ne pas se limiter à un diagnostic de facilité — la migraine simple — devant une céphalée, et ce dès le début, avant même qu'elle ne devienne résistante.

La céphalée mixte est aussi à prendre en considération de par son importance ne serait-ce qu'en épidémiologie : si 20 % des huit millions de migraineux français en souffrent, cela fait tout de même plus d'un million et demi de personnes qui en sont victimes. Les études que nous menons à l'hôpital Broussais dans la consultation antimigraine nous en montrent la quotidienneté dans le vécu des malades.

De surcroît, la céphalée mixte est remarquablement facile à traiter. En effet, les causes secondaires responsables de la complication de la migraine sont le plus souvent rapidement curables (rééducation optique, traitement ORL, chirurgie dentaire). Il faut insister ici sur un diagnostic causal de céphalée mixte : la névralgie d'Arnold. Celui-ci est fait aux États-Unis, où il existe une association de médecins spécialisés dans les céphalalgies d'origine cervicale, la North American

Cervicogenic Headache Society (devenue la World Cervicogenic Headache Society), car le pourcentage de céphalées mixtes, donc de migraines résistantes en apparence aux traitements habituels, est le même qu'en France ; mais les chiffres, compte tenu de la population, sont à multiplier par un coefficient 8.

C'est ainsi que, lors d'une réunion annuelle de l'AASH, des chercheurs canadiens aussi bien qu'américains (la symbiose entre ces deux pays dans la recherche scientifique pour l'étude des maux de tête porte des fruits non négligeables, notamment en permettant de resserrer les rangs sous un même drapeau d'écoles, voire de chapelles dispersées, aux discours différents tant sur le plan diagnostique que thérapeutique, tendance que nous aurions avantage à appliquer en Europe) ont pris pour thème le « rôle de la colonne cervicale dans la pathogenèse des maux de tête ». Le président de la AASH, le professeur Joel Saper, neurologue dans le Michigan (États-Unis), et le professeur John E. Edmaeds, neurologue à l'université de Toronto (Canada), ont tenu à mettre au jour le point concernant l'importance de la neurovascularisation du cou et son implication dans la genèse des maux de tête. Leurs conclusions sont que, s'il existe des céphalées d'origine cervicale (*cervicogenic headache*) dont l'étiologie n'est pas expliquée précisément, la relation existant entre le noyau du grand nerf trijumeau de la face — impliqué dans la migraine, comme nous l'avons vu dans le chapitre sur ses mécanismes — et ses fibres ascendantes dans le système nerveux crânien provenant des première et deuxième vertèbres du cou, peut expliquer pourquoi un processus cervical peut causer une douleur au niveau du front ou du cuir chevelu, qui est également innervé par ces fibres. On comprend mieux alors le mécanisme intellectuel qui, devant une céphalée frontale globale ou même hémicrânienne, fait se demander s'il n'y a pas de causes locales évidentes ou de critères migraineux et pousse à rechercher une cause cervicale. De plus, une étude américaine récente a montré que la majorité des patients migraineux décrivaient une association entre leurs céphalées et des douleurs cervicales uni- ou bilatérales. Ces dernières feraient donc partie du phénomène douloureux qu'est la migraine et devraient donc être prises en compte dans le traitement, curatif ou préventif, des migraines.

On a pu lire dans certains journaux médicaux français et dire dans certains congrès français relatifs à la douleur que la névralgie d'Arnold était un diagnostic fait par excès et que le traitement, si névralgie il y avait, reposait soit sur des infiltrations locales de corticoïdes dans le rachis cervical, soit même sur de la chirurgie. Il n'en est absolument rien. Si la névralgie d'Arnold est quelquefois primitive, à l'origine de douleurs atroces allant de la nuque à l'orbite, pratiquement toujours du même côté de la tête, avec une fréquence quasi quotidienne, le facteur responsable, dans ce cas, étant souvent un traumatisme du rachis cervical (accident de voiture avec « coup du lapin » ou manipulation vertébrale), elle est le plus souvent secondaire, due à une contraction permanente des muscles latéraux du cou et des trapèzes dont l'origine trouve sa cause dans ce que l'on appelle les « attitudes réflexes vicieuses antalgiques », c'est-à-dire la mise en place d'une tenue du cou et de contractures de ses muscles en raison de la douleur occasionnée par les crises de migraine, voire de la simple hantise et de l'anxiété qu'elle entraîne concernant l'apparition de ces crises.

Le traitement que nous utilisons couramment depuis de nombreuses années avec succès repose essentiellement sur la collaboration avec un kinésithérapeute qui a des compétences sérieuses en physiothérapie. Cette dernière technique repose non sur l'application de simples massages locaux — qui sont d'ailleurs à proscrire, car ils peuvent par eux-mêmes provoquer une crise, le cou étant, chez le névralgique, le siège de « points gâchette », ou *trigger points*, dont la stimulation peut provoquer une crise — mais sur l'utilisation d'infrarouges, d'ultrasons à visées décontracturantes et d'électrothérapie à but anti-inflammatoire. Ces techniques antalgiques ont fait d'énormes progrès depuis quinze ans, et les appareils utilisés maintenant sont à la fois d'une grande sécurité et d'une grande efficacité. Encore faut-il savoir s'en servir à bon escient (sans négliger les vertus thérapeutiques du simple massage, excluant formellement toute manipulation du cou). Encore faut-il les prescrire... Encore faut-il avoir fait le diagnostic... Encore faut-il l'avoir recherché...

Mais la clinique française n'est-elle pas une des meilleures, voire la meilleure du monde ? En tout cas, sa renommée mérite qu'on lui accorde toute l'importance qu'elle mérite et qu'on en tire les conséquences thérapeutiques pour le bien de celles et de ceux qui souffrent.

Deux autres types de céphalées mixtes existent aussi souvent chez les migraineux : les céphalées de tension intriquées et les céphalées médicamenteuses.

On ne sait pas encore très exactement pourquoi, mais les migraineux sont plus à même de souffrir de céphalées de tension que la moyenne. Ces céphalées, qui se caractérisent par une douleur sourde, apparaissent au lever et ne cèdent qu'au coucher, accentuées par les facteurs de stress et diminuées lors des moments de relaxation, soulagées en général très faiblement par les antalgiques habituels ; les antimigraineux viennent ici compliquer le diagnostic de migraine, voire, peuvent le masquer. On soupçonnera ce type de céphalées mixtes lorsqu'on se trouvera devant une personne qui souffre ou a souffert auparavant de crises de migraine typiques, ou présente une hérédité migraineuse, ou bien, enfin, un profil douloureux particulier fait d'une douleur lancinante quotidienne, aggravée plus ou moins régulièrement par des moments de crises plus intenses, comme s'il y avait un fond douloureux permanent entrecoupé de paroxysmes hyperalgiques (survenant notamment au moment des règles ou de périodes de stress important).

Il est fréquent de constater chez ces patients un contexte anxiodépressif, mais il faut faire bien attention, à ce moment-là, de ne pas « mettre la charrue devant les bœufs », c'est-à-dire de prendre ce contexte pour la cause de la douleur — et d'étiqueter celle-ci douleur psychogène ou psychalgie —, au lieu de l'envisager comme conséquence de la souffrance chronique endurée. S'il est important de mettre en route un traitement psychothérapeutique, associé ou non à des psychotropes, dans ce contexte, le traitement de ce type de céphalées mixtes ne doit pas s'y résumer. « Voir, comme le dit le vieil adage, l'arbre qui cache la forêt » est l'erreur à ne pas commettre, et il faudra rechercher bien soigneusement toutes les causes et facteurs déclenchants possibles de la maladie migraineuse sous-jacente afin de traiter celle-ci correctement, en même temps, afin d'obtenir un soulagement total et non partiel du malade.

Le pronostic de ce type d'association de maux de tête est en effet bon ; mais il est vrai que, compte tenu de la fréquence des céphalées de tension simples, il est aisé de les confondre et de se limiter à un diagnostic et à un traitement « psy » là où des facteurs organiques sont présents mais masqués. Cela souligne l'importance de l'interrogatoire détaillé du patient dès la première consultation (notamment sur la partie évolution de la céphalée dans l'historique personnel et familial du malade, éléments qui vont être souvent les clés du diagnostic de la céphalée mixte).

Enfin un troisième type de céphalée mixte est fréquent chez les migraineux : c'est celui de l'association migraine-céphalée médicamenteuse. En effet, les migraineux ont une grosse tendance à s'automédiquer, ou parfois ne sont traités que par des traitements de crise, traitements qu'ils vont avoir de plus en plus tendance à utiliser pour être soulagés. Le cercle vicieux « douleur-médicament-soulagement-baisse du dosage dans le sang du médicament-réapparition de la douleur-reprise du médicament » qui est le schéma type de la céphalée médicamenteuse en fait facilement poser le diagnostic.

Le traitement, qui repose sur le sevrage, fera disparaître celle-ci ; mais il n'éliminera pas la cause essentielle, qui est la maladie migraineuse ; et, si l'on néglige celle-ci, le patient aura tendance, la douleur aidant, à replonger dans la complication que nous venons de voir. C'est pourquoi, devant toute céphalée médicamenteuse, il faut soigneusement rechercher la cause de prise des antalgiques et traiter cette cause sans s'arrêter à la phase du sevrage. Les migraineux sont plus particulièrement victimes de cette association de pathologies, et il faudra se garder d'oublier ce qui est à la base de leur consommation médicamenteuse : les crises de migraine, qui devront, après le sevrage, bénéficier d'un traitement adapté, surtout dans le cas, qui est le plus fréquent, de crises nombreuses, d'un traitement de fond visant à éradiquer ces dernières.

Dans le domaine des céphalées mixtes, une phrase des *Pensées* de Pascal (migraineux s'il en fut) doit guider le thérapeute : « Il existe deux excès : exclure la raison, n'admettre que la raison. »

5

Les céphalées non migraineuses

Tout migraineux a en « tête » la phobie d'une tumeur cérébrale ou d'une maladie gravissime du cerveau (comme un accident vasculaire cérébral) même lorsque le diagnostic de migraine a déjà été posé chez lui, parce qu'il souffre d'une façon particulièrement importante.

Le pourcentage de cette hypothèse est infime, moins de 1 %, mais il ne doit pas pour autant être forcément négligé. Cela ne justifie pas une gabegie d'examens complémentaires faits dans le désordre, car un bon interrogatoire permet pratiquement toujours de dépister les urgences en matière de céphalées. Trois questions sont suffisantes : depuis quand le malade a-t-il mal ? Où la douleur se situe-t-elle ? Comment se fait-elle sentir ? C'est ainsi que le médecin retrouvera les éléments du diagnostic utiles comme le mode d'installation des céphalées — brutal ou progressif —, les facteurs déclenchants — changement de position, effort, règles, etc. —, les signes d'accompagnement — digestifs, comme des vomissements, des troubles de la vue, ou neurologiques —, le profil évolutif — mal de tête paroxystique par crise ou continu —, les principaux antécédents — hypertension artérielle, signes infectieux, traumatismes, hérédité migraineuse — et le profil psychologique du malade — anxieux ou dépressif.

Après ce bilan d'interrogatoire, il est le plus souvent aisé de classer la céphalée selon trois groupes.

Voyons leur ordre de fréquence.

Les céphalées psychiques (plus de 50 %) :

— céphalées de tension ;
— céphalées anxiodépressives ;
— céphalées posttraumatiques.

Les céphalées d'origine vasculaire (environ 15 %) :

— migraines (10 %) ;
— algies vasculaires de la face ;
— céphalées hypertensives ;
— céphalées d'effort ou veineuses.

Les céphalées d'origine locale :

— atteinte des yeux, des dents, des sinus et autres causes ORL ;
— névralgies ;
— cervicalgies.

Atteintes neurologiques cérébrales (tumeurs, méningites, malformations vasculaires, moins de 1 %).

Cette liste, qui recoupe les études statistiques sur les causes des maux de tête, montre bien que les causes les plus couramment évoquées (« je dois avoir un problème aux yeux » ; « j'ai une sinusite chronique » ; « je devrais aller voir le dentiste ») ou les plus redoutées ne représentent qu'un pourcentage infime. C'est pourquoi je pense que le bon sens et la connaissance du patient qui sont l'apanage du médecin de famille devraient faire de celui-ci le premier thérapeute à consulter plutôt que de se ruer vers des consultations spécialisées d'emblée (l'utilité de ces dernières sera justement définie par le généraliste). Un bon entretien et un bon examen clinique, qui résument la médecine humaine que nous recherchons tous, valent mieux qu'une médecine des organes, apanage de la médecine spécialisée et technicisée à outrance. Cela est notoirement valable dans ce syndrome que plus de 80 % de la population connaît : le mal de tête.

La logique doit présider à la recherche de la cause de ce dernier. Ainsi, voyons les éléments qui vont faire orienter vers l'une des trois origines principales : psychique, vasculaire ou locale. Aux questions que nous avons vues plus haut : depuis quand ? où ? comment ? les réponses vont tout d'abord permettre d'éliminer les urgences principales en matière de céphalée.

— Si celle-ci évolue depuis peu de temps de façon rapide et tenace, à un endroit précis et de façon quotidienne, s'accroissant en résistant de plus en plus aux antalgiques, provoquée par les changements de position et survenant surtout au petit matin, accompagnée de vomissements qui soulagent temporairement, cela orientera vers l'une des urgences qui doivent amener à faire hospitaliser le patient en milieu spécialisé : la tumeur cérébrale maligne ou bénigne qui peut ainsi se révéler.

— Si elle apparaît chez un sujet âgé de plus de soixante ans et qu'elle touche de façon inflammatoire et unilatérale une artère temporale, on suspectera une maladie de Horton qui peut aboutir à une cécité si elle n'est pas traitée de façon urgente par des corticoïdes après vérification de l'inflammation par la biologie — par exemple —, l'écho doppler et la biopsie locale.

— Si c'est l'œil qui est le siège principal de la douleur, qu'il se révèle dur au toucher et qu'il s'accompagne d'une baisse de la vision, la consultation ophtalmologique révélera une poussée de tension des humeurs du globe oculaire, appelée glaucome aigu dit « à angle fermé », qui est une autre urgence thérapeutique à traiter en milieu spécialisé.

— Enfin, toute céphalée accompagnée de fièvre, notamment si elle est intense, avec gêne à la lumière, imposera une ponction lombaire, surtout si l'examen clinique a révélé une raideur de la nuque (syndrome méningé) et un scanner cérébral.

Inversement, une douleur de longue date cédant avec le sommeil et touchant la totalité du crâne sur un état dépressif ou de stress lié à des conflits d'origine conjugale, familiale ou professionnelle, alors que les examens complémentaires simples (radiographie du crâne) ou sophistiqués (scanner) sont normaux, orientera vers une céphalée psychique pour laquelle le patient bénéficiera au mieux de l'aide d'une psychothérapie ou d'un traitement par anxiolytiques ou antidépresseurs (qui peuvent d'ailleurs être associés).

La céphalée de tension est la plus fréquente des céphalées ; elle touche en effet plus de 30 % de la population générale. Le facteur favorisant majeur en est le stress psychosocial. Le mécanisme est encore discuté : certains pensent que l'origine de la douleur se situe au niveau des muscles du haut du cou ; d'autres estiment qu'elle révèle une défaillance des systèmes de l'organisme contrôlant la douleur. Quoi qu'il en soit, la céphalée de tension se distingue de la maladie migraineuse par des caractères précis : elle évolue sur des semaines, voire des mois ou des années, et la douleur, qui est quotidienne, apparaissant au lever pour ne céder qu'au coucher, peut être très variable dans son type — étau, lancement permanent, tête lourde — mais globale dans sa topographie (touchant tout le crâne), ne s'apaise que lorsque le sujet qui en souffre peut arriver à trouver un climat de détente. Ce type de céphalée peut apparaître en « surplus » chez un sujet souffrant de migraines réelles — qui l'auront stressé de par leur fréquence ou le handicap qu'elles auront occasionné —, ce qui complique le diagnostic.

C'est dire combien l'importance et la signification de ce sevrage doivent être expliqués au patient pour avoir une chance de réussite : motiver et informer le malade tout en restant disponible et à son écoute, telle est la tâche du médecin dans ce cas.

D'autres causes plus rares peuvent être évoquées :

— la douleur en éclair, intense, de nature électrique touchant un côté de la face avec des « points gâchette » survenant de façon répétitive évoquera une névralgie du trijumeau ;

— la douleur brûlante de durée assez brève (de vingt minutes à une heure), survenant plus particulièrement le soir de façon quotidienne pendant des périodes de un à deux mois suivies d'accalmies de un à deux ans, touchant le même côté de la face et localisée surtout vers l'œil avec un larmoiement et un écoulement nasal homolatéraux feront évoquer, surtout s'il s'agit d'un homme et qu'il soit fumeur, une algie vasculaire de la face ;

— les maux de tête frontaux mais se propageant vers la nuque et l'occiput maximal en fin de journée chez des personnes de plus de quarante ans dont la radiographie du rachis cervical aura révélé de l'arthrose feront orienter vers un diagnostic de cervicalgies qui bénéficieront au mieux d'un traitement de kinésithérapie ; mais si ces maux de tête frontaux surviennent de façon brutale, sont augmentés par la toux et le fait de se pencher en avant avec un écoulement purulent du nez, quel que soit l'âge où cela se produit, on évoquera le diagnostic de sinusite.

On le voit, l'interrogatoire et l'examen clinique suffisent dans la quasi-totalité des cas à donner le diagnostic étiologique (c'est-à-dire la cause) de la céphalée en reconstituant son histoire, le type de la douleur, sa localisation, diagnostic permettant de ne pas confondre les uns avec les autres.

Pour récapituler : trente-trois réponses à trente-trois questions sur la migraine

1. Quelle est la différence entre migraine et mal de tête ?

Chacun a eu l'occasion d'avoir un mal de tête un jour ou l'autre, par exemple lors d'une grippe, suite à un stress ou un excès alimentaire ou de boisson. La douleur est diffuse et reste modérée. Les antalgiques habituels la soulagent. La migraine, au contraire, répond à des critères précis, notamment l'unilatéralité de la douleur, son caractère pulsatile et le fait qu'elle soit accompagnée de troubles généraux, notamment digestifs. Mais, surtout, la migraine est un mal de tête qui revient par accès plus ou moins réguliers : elle est périodique, c'est sa principale caractéristique, qui en fait un véritable handicap, une « vraie » maladie.

2. Pourquoi la migraine est-elle une maladie négligée ?

Parce qu'elle est souvent confondue avec un simple mal de tête, qu'elle n'est pas une maladie mortelle, parce que son handicap est sous-estimé et enfin qu'elle souffre encore d'un préjugé social.

3. La migraine est-elle une maladie psychosomatique ?

La réponse est non, même si elle a été longtemps positive. En effet, les facteurs de stress qui provoquent les crises de migraine ne sont que des facteurs déclenchants et non la cause de la maladie migraineuse, qui est héréditaire, biochimique et neurovasculaire. Quant à la dépression nerveuse, que l'on associe souvent à la migraine, il s'agit en réalité d'une conséquence de celle-ci lorsqu'elle est sévère et non d'une cause.

4. Quel médecin doit-on consulter pour une migraine ?

Le médecin généraliste, qui connaît bien son patient, est le plus à même à prendre en charge une maladie migraineuse. Il peut toujours s'aider de conseils de spécialistes soit s'il a un doute quant à la cause des céphalées (on pourra toujours aller voir un ophtalmologiste, un oto-rhino-laryngologiste ou un stomatologiste), soit s'il suspecte une anomalie neurologique (neurologue) ou un problème psychique sous-jacent (psychiatre). Mais c'est lui qui reste le trait de liaison entre les différents médecins et le point de référence pour la mise en route et le suivi du traitement. Le recours à un centre antimigraineux (migrainologue) ne devrait s'imposer qu'en cas de migraines rebelles ou compliquées.

5. Pourquoi les femmes sont-elles plus touchées que les hommes par la migraine ?

Pour des raisons hormonales faciles à comprendre : ainsi, les enfants des deux sexes sont touchés de la même façon (4 à 5 %) alors qu'une nette différence apparaît dès la puberté pour culminer à l'âge adulte, où deux tiers des migraineux sont des femmes.

6. Doit-on faire pratiquer un scanner pour la migraine ?

A priori, non : la migraine est un diagnostic d'interrogatoire et d'examens cliniques et neurologiques. Mais parfois, lorsque la douleur apparaît anormalement forte, ou fréquente, ou change de type — on peut toujours souffrir d'une autre cause de mal de tête tout en étant migraineux —, le scanner apparaîtra utile soit à visée diagnostique, soit à visée d'élimination, et il rassurera alors et le malade et le médecin.

7. Quand doit-on consulter d'urgence en cas de maux de tête ?

Dans plusieurs circonstances : lorsque la douleur est permanente, lancinante, unilatérale et ne cesse d'augmenter ; lorsqu'elle apparaît notamment après quarante ans chez quelqu'un qui n'a jamais souffert de maux de tête ; à l'inverse, lorsque les maux de tête habituels changent de forme ou si des troubles neurologiques tels que confusion, somnolence, troubles visuels progressifs, paralysie, etc., apparaissent.

8. La pilule peut-elle être à l'origine de migraines ?

La pilule contraceptive a été très longtemps accusée de provoquer des migraines, mais cela date de l'époque où ces pilules étaient fortement dosées en hormones. Depuis l'apparition des minipilules, on peut schématiquement dire qu'il ne se passera rien de particulier dans 90 % des cas, que dans 5 % des cas il y aura apparition ou aggravation de la migraine (auquel cas il faudra envisager tout d'abord un changement de pilule, voire un autre mode de contraception, mais aussi, le plus souvent, ce qui est le plus simple, la mise en route d'un traitement antimigraineux) et que dans 5 % des cas la pilule améliore la maladie migraineuse.

9. Y a-t-il des aliments à éviter lorsqu'on est migraineux ?

La réponse est oui, car certains aliments contiennent des substances susceptibles de provoquer des crises : le chocolat, qui contient un fort taux de tyramine et de phényléthylamine, acides aminés auxquels les migraineux sont sensibles ; les fromages fermentés (roquefort, brie, etc.) ; les gibiers faisandés et les charcuteries pour les mêmes raisons que le chocolat ; l'alcool, notamment certains vins blancs (alsace, muscadet, beaujolais) dont le dosage en soufre — utilisé pour la fermentation et la conservation du vin — est élevé ;

pour les vins rouges du Bordelais, la teneur est moindre, et il peut suffire au migraineux de reprendre une vieille tradition œnologique : mettre son vin en carafe la veille ; le vin « s'aère », c'est-à-dire s'oxygène, et cet oxygène permet d'éliminer le soufre, pour pouvoir déguster un ou deux verres sans grand risque ; certains champagnes et tout mélange d'alcools ; les hot dogs, enfin, car la couleur rouge des saucisses est due à du nitrite d'amyle, qui est un vasodilatateur. Mais, de tous ces aliments déclenchant des crises de migraine, c'est l'alcool qui vient en tête.

10. Existe-t-il des sports interdits aux migraineux ?

A priori aucun, tout en se méfiant des sports de combat où l'on peut être touché à la nuque et à la tête. L'activité sportive régulière dans le cadre d'une bonne hygiène de vie est même bénéfique aux migraineux.

11. Y a-t-il une relation entre migraine et tumeur cérébrale ?

Absolument aucune, en dehors de la hantise de cette cause très rare (moins de 1 %) de maux de tête.

12. Faire l'amour peut-il provoquer une crise de migraine ?

Non. Les maux de tête provoqués par les rapports sexuels sont soit des maux de tête d'effort, soit des maux de tête d'origine cervicale. Cela fait plus de vingt ans que deux chercheurs canadiens ont proposé un pari de cinquante dollars à qui infirmerait l'« article » suivant : « Toute céphalée se produisant pendant l'acte sexuel est d'origine organique ; toute céphalée survenant avant ou après est d'origine psychique. » Ce pari n'a toujours pas été gagné.

13. Le café peut-il soulager les migraines ?

La réponse est oui. En effet, la caféine est un stimulant du système nerveux central qui a une action vasoconstrictrice sur les artères. Prendre rapidement un café ou un soda contenant de la caféine peut donc se révéler très efficace, surtout s'il s'agit d'une migraine légère. En tout état de cause, on peut toujours associer la prise d'un antimigraineux de crise à celle d'un café ou d'un soda contenant de la caféine.

14. Les enfants peuvent-ils souffrir de migraine ?

Oui, et la maladie migraineuse peut apparaître beaucoup plus tôt que l'on ne se l'imagine — dès l'âge de un an — et sous des formes qui ne sont pas forcément des maux de tête. On fera ainsi particulièrement attention aux petites filles qui se plaignent de troubles répétés de la vue ou aux petits garçons souffrant de « crises de foie » fréquentes.

15. Y a-t-il une différence entre traitements de crise et traitements de fond ?

Oui, et elle est fondamentale. Un traitement de crise ne doit être pris qu'en cas de début de migraine et ne sera surtout pas répété de façon trop fréquente. Un traitement de crise ne doit jamais devenir un traitement de fond, qui est un traitement quotidien utilisé lorsque les crises deviennent trop fréquentes et/ou handicapantes et a pour but à la fois de les raréfier et d'en diminuer l'intensité.

16. Quand un traitement de crise doit-il être pris ?

La réponse est simple : le plus tôt possible, avant même l'apparition de la douleur, dès la survenue des signes annonciateurs (en dehors d'une seule exception, la prise de triptan dans la migraine avec aura, où l'on doit attendre la fin de l'aura). Au désir sous-jacent de tout un chacun de prendre le moins de médicaments possible, il faut répondre que plus tôt on les prendra, plus vite ils seront efficaces, moins la migraine se développera et, donc, moins on aura à se traiter.

17. La douleur de la migraine ne touche-t-elle toujours que la moitié du crâne ?

Non. Si cette caractéristique, appelée l'hémicrânie (qui a donné son nom à la migraine), est un critère diagnostique, elle n'est pas pour autant constante, et nombreux sont les migraineux qui ressentent une douleur de barre frontale en étau ou une sensation d'arrachement d'un œil, quand ce n'est pas l'impression qu'on vous broie la nuque.

18. La migraine raccourcit-elle la durée de la vie ?

Non, en dehors des exceptionnelles complications neurologiques que sont les infarctus migraineux. Les migraineux vivent aussi vieux que les autres.

19. Pourquoi vit-on moins bien quand on est migraineux ?

De nombreux travaux scientifiques sont réalisés depuis une dizaine d'années sur la qualité de vie des migraineux et ils sont tous unanimes : cette dernière est réduite par rapport à celle de la population normale. Cela tient à plusieurs facteurs : non seulement la douleur et le handicap provoqués par la crise, mais la hantise même de celle-ci, qui vient gâcher la vie courante, de même que cette dernière est atteinte au niveau professionnel, familial et social, sans compter le coût financier de la maladie et de son traitement.

20. À quel âge est-on le plus touché par la migraine ?

Les statistiques sont formelles : entre trente et quarante ans, notamment chez la femme qui se trouve alors en période d'activité hormonale maximale. Passé cette tranche d'âge, les crises ont tendance à se raréfier et à diminuer en intensité.

21. La ménopause est-elle un facteur de guérison dans la migraine ?

Non, même si, comme nous venons de le voir, la migraine a tendance à décroître avec l'âge. Les changements hormonaux survenant à la ménopause, de même que les traitements substitutifs qui leur sont apportés, sont des facteurs favorisants de migraine ; de surcroît, un autre facteur de céphalée apparaît souvent à cet âge, l'arthrose cervicale.

22. Qu'est-ce qu'un scotome ?

C'est un trouble de la vue qui annonce la venue de la crise dans la migraine avec aura et qui est caractérisé par une tache brillante et mobile allant en s'accroissant et gênant ainsi la vue, donnant souvent l'impression d'avoir devant l'œil des lignes brisées scintillantes. Lorsque le scotome disparaît, la douleur commence à apparaître, c'est-à-dire en général vingt à trente minutes après (mais, parfois, le scotome peut persister même pendant la douleur).

23. Y a-t-il beaucoup plus de migraines sans aura qu'avec aura ?

Environ 80 % des migraines sont ce que l'on appelait des migraines communes, c'est-à-dire des migraines sans aura. Mais l'aura n'a en soi aucun caractère péjoratif, en dehors de l'inquiétude qu'elle suscite.

24. Comment reconnaît-on un bon traitement de crise ?

Il doit répondre à quatre critères : être facile à prendre, être rapidement efficace, donner le minimum d'effets secondaires et répondre positivement à un bon

« rapport qualité-prix ». Tout cela varie énormément d'un migraineux à l'autre.

25. Pourquoi associe-t-on souvent un antinauséeux à un traitement de crise ?

Parce que, pendant que survient une crise de migraine, la douleur est accompagnée d'un réflexe neurodigestif caractérisé par ce que l'on appelle une « stase gastrique », c'est-à-dire que ce que l'on ingère ne progresse plus de l'estomac vers l'intestin. Le but des antinauséeux est de faire céder cette stase et de permettre une action plus rapide des antalgiques. En ce qui concerne les triptans, d'apparition plus récente, ils agissent à la fois sur la douleur et sur les troubles digestifs mais sont aussi plus efficaces associés à un antinauséeux (type métoclopramide ou Primpéran®).

26. Quel est le déroulement classique d'une crise migraineuse ?

Après une phase dite de prodrome, c'est-à-dire de signes annonciateurs qui peuvent être aussi variés qu'une sensation de fatigue ou, à l'inverse, d'euphorie, de faim ou de nausée, de sommeil ou d'excitation, etc., que chaque migraineux reconnaît bien car ce sont toujours les mêmes pour lui, la crise commence en général par une douleur pulsatile qui donne l'impression d'avoir le cœur qui bat dans la tête, allant de plus en plus fort jusqu'à provoquer l'isolement du migraineux qui se ferme sur lui-même, cherchant le calme et l'obscurité ; apparaissent ensuite les nausées puis les vomissements, en spasmes qui soulagent temporairement. Tout cela peut durer de quatre à soixante-douze heures, et la crise se termine aussi soudainement qu'elle est venue, laissant le malade épuisé mais enfin soulagé. Mais pour combien de temps ? Telle est la question.

27. La migraine est-elle une maladie héréditaire ?

À l'âge où nous découvrons le séquençage du génome humain, il sera sans doute plus facile de répondre à cette question pour laquelle jusqu'à présent seuls existent des arguments en faveur d'une réponse positive, tels que le « caractère familial » de la migraine ou la découverte par une équipe française dans les années 90 d'un gène d'une forme rarissime de migraine, la migraine familiale hémiplégique sur le chromosome 19 et, dans les années 2000, la preuve apportée par une équipe de chercheurs italiens que des migraines menstruelles avaient — entre autres — une origine génétique (X^e^ congrès de l'IHS, New York, 2001).

28. Y a-t-il des migraines de stress ?

Le stress est le premier facteur déclenchant des crises de migraine. Mais il peut aussi bien s'agir d'un stress négatif (contrariété, colère) que d'un stress positif (joie subite, départ en vacances). Le stress professionnel continu joue également un rôle. En tout état de cause, le stress agissant par l'intermédiaire du système nerveux végétatif, plus particulièrement le système nerveux sympathique, il est vraisemblable que les migraineux ont un seuil de sensibilité anormalement bas. Ce qu'il ne faut pas confondre, en revanche, ce sont les céphalées de tension, qui sont des maux de tête quasi permanents et lancinants directement liés au stress et pour lesquels un traitement antimigraineux ne sera d'aucun effet.

29. Pourquoi les migraines surviennent-elles chez la femme plus particulièrement au moment des règles ?

Parce que, lors de cette période particulière du cycle hormonal, il se produit une baisse importante du taux des œstrogènes, qui est à l'origine de la sécrétion de neurohormones inflammatoires, les prostaglandines, qui sont source de règles douloureuses et de migraine ; le même phénomène se produit mais de façon plus modérée au moment de l'ovulation, période où la progestérone, l'autre hormone féminine, va subir un pic brutal qui provoque une différence relative avec le taux des œstrogènes. On parle dans le premier cas de migraines cataméniales, dans le second de migraines ovulatoires. En général, ces crises ne surviennent que chez des femmes qui ne souffrent pas autrement de migraine, et le traitement actuel le plus préconisé consiste en une correction du taux d'œstrogènes par l'application d'œstradiol soit par patch, soit par gel.

30. Pourquoi la grossesse est-elle souvent une période bénie pour les migraineuses ?

Dans 80 % des cas, la femme migraineuse va voir ses crises diminuer et disparaître à partir du deuxième ou du troisième mois de sa grossesse parce qu'il se produit, à partir de ce moment-là, une stabilité dans les taux sanguins des hormones dont nous venons de parler. Mais cet « état de grâce » s'interrompt en général dès l'accouchement ou au retour de couches.

31. Pourquoi les grasses matinées ou les week-ends peuvent-ils provoquer des crises de migraine ?

Une théorie anglaise répond à cette question par la consommation sociale du café pendant la semaine professionnelle qui entraînerait un taux de caféine minimal quasi permanent dans le sang mais qui chuterait donc en cas de sommeil prolongé, sans la prise de café matinale habituelle ou en cas de repos hebdomadaire. Mais cette théorie, qui peut être, certes, valable pour les gros buveurs de café (pour lesquels la solution consiste à continuer à se lever tôt et à boire du café comme d'habitude le week-end), devient très discutable chez les petits consommateurs. Peut-être chez ces derniers la grasse matinée est-elle à l'origine d'une hypoglycémie responsable de la crise de migraine, ou est-ce simplement le changement de rythme chronobiologique, différent la semaine, le travail, et les week-ends — comme les premiers jours de vacances également.

32. Un traitement antimigraineux de fond comporte-t-il beaucoup de médicaments ?

En général, non, mais les associations de deux ou trois médicaments différents, tous donnés à faibles doses, ne sont pas rares dans les migraines sévères. Ce qui compte, ce n'est pas le nombre de médicaments mais le fait qu'ils correspondent bien au type de migraine et du migraineux. En tout état de cause, le traitement ne doit pas induire des effets secondaires supérieurs ou égaux au handicap que provoquait la migraine lorsqu'elle n'était pas traitée.

33. Peut-on parler de guérison dans la migraine ?

Dans les pays anglo-saxons, notamment aux États-Unis, où la migraine est beaucoup plus prise en compte que dans notre pays, il est devenu habituel, lorsqu'un traitement antimigraineux de fond a été suivi pendant une période d'environ un an puis arrêté progressivement et qu'il ne survient pas de nouvelles migraines dans les mois et les années qui suivent, de parler de guérison depuis une quinzaine d'années. En France, on ne parle encore trop souvent que de rémission ou de « maladie capricieuse », ce qui laisse toujours planer un doute sur le devenir du patient. Rémission ou guérison ? L'avenir dira ceux qui ont eu raison.

DEUXIÈME PARTIE

Traiter la migraine, pour en guérir

6

Il n'y a pas de honte à être migraineux

Longtemps pris pour des simulateurs accusés de gâcher la vie de leurs proches, les migraineux commencent enfin à être reconnus comme de « vrais » malades, souffrant de façon chronique et répétée, par la médecine et tout un chacun en ce début de troisième millénaire. Face à la violence des symptômes et au nombre de personnes touchées, on s'étonne que la migraine ait été si longtemps négligée. Ce mal de tête récurrent, une maladie ? Allons donc ! On y voit surtout un « prétexte » pour avoir la paix — au bureau, en famille ou au lit —, à la rigueur, un symptôme psychosomatique, voire l'une de ces petites misères dont les femmes auraient l'habitude de se plaindre.

Il est encore malheureusement fréquent que, de la bouche même de médecins, des migraineux s'entendent dire : « Ce n'est rien » ou : « C'est nerveux. » En somme, on leur signifie simplement qu'il leur suffirait de moins s'écouter pour aller mieux ! Du coup, ils ont la sensation d'être responsables de leur migraine, voire de faire du cinéma. Des études psychologiques menées en centre antimigraineux ont montré que des sentiments de honte et de culpabilité sont fréquents chez les migraineux, soit qu'ils veuillent eux-mêmes ignorer leur trouble, soit qu'ils redoutent l'hostilité de leur entourage.

C'est en effet dans le cadre de la vie familiale que le retentissement de la migraine est souvent le plus lourd. « Ne faites pas de bruit, les enfants, maman a sa migraine » est une phrase souvent entendue qui entraîne chez celle qui souffre des pensées comme : « Je suis une charge pour tout le monde, j'empêche mon mari de sortir ou d'inviter des amis. » Il est vrai que la chronicité de la migraine est la raison principale de l'épuisement progressif des familles. La persistance du trouble induit un véritable sentiment d'impuissance chez les proches, qui ne peuvent apporter aucun remède, ni même, souvent, aucun réconfort. Le conjoint, tout d'abord compatissant, risque peu à peu de ne plus supporter une affection qui gangrène la vie de la famille. Mais comment faire reconnaître vos souffrances quand les médecins eux-mêmes s'en désintéressent ?

À titre d'exemple de la prise en charge que les migraineux doivent faire eux-mêmes de leur maladie, voici un texte qui m'avait frappé, il y a vingt ans, lorsque j'avais été à la Diamond Headache Clinic de Chicago, texte qui était affiché dans toutes les chambres des malades. Il s'intitule *Take care*, c'est-à-dire « Prendre soin. »

> *Aujourd'hui, j'ai mal à la tête.*
> *Non parce que je suis une méchante ou une vilaine personne.*
> *Non parce que je dois être punie.*
> *Non parce que je déteste ma famille ni parce que je suis en colère.*
> *Non parce que j'en ai assez.*
> *J'ai mal à la tête parce que mon corps me la fait ressentir.*
> *Demain je penserai de nouveau à la prévention, à éviter le stress dans ma vie, à faire attention à mon régime, à faire de l'exercice, à apprendre à me relaxer.*

J'essaierai de me rappeler ce qui me permet d'éviter de souffrir.

Je noterai ce qui est efficace pour réduire la douleur quand je la ressens. J'identifierai tout ce qui peut m'aider à aller plus loin vers d'autres jours meilleurs.

Je reconnais que je déteste ma douleur et qu'elle me fait quelquefois m'apitoyer sur moi-même, et je me sens alors coupable d'avoir abandonné mes responsabilités.

Je déteste aussi manquer des occasions de joie, de créativité avec ma famille et mes amis.

Je me rends compte que je ne peux pas complètement me contrôler si j'ai mal à la tête.

Ce n'est pas juste si je le ressens mais je ne suis pas à blâmer pour cela.

Aujourd'hui, je prendrai soin de moi-même.

Je ferai tout ce que je dois faire pour me sentir mieux.

Je me reposerai ; je boirai suffisamment d'eau ; je m'isolerai de la lumière et du bruit.

Je vais prendre une douche chaude, me faire un massage ou prendre un antalgique, méditer, me relaxer ou faire tout, quoi que ce soit qui puisse soulager cette douleur.

Aujourd'hui, c'est à moi de prendre soin de moi-même.

Sue Helen, Phoenix, Arizona.

Pourtant, depuis quelques années, l'important pour les médecins se penchant sur la migraine est de faire reconnaître l'impact de cette dernière sur la « qualité de vie ». Cet indicateur est extrêmement fiable, établi par des questionnaires remplis par des patients avant et après avoir été traités et ne portent pas seulement sur l'état du migraineux pendant la crise mais aussi sur ce qu'il vit entre les crises, c'est-à-dire dans l'attente de la suivante. Car c'est le migraineux et lui seul qui peut dire combien et comment sa maladie migraineuse retentit sur sa vie de tous les jours. Mais demander à un migraineux : « Comment ça va aujourd'hui ? » est une question qui n'a guère de sens et sa réponse non plus. Car mesurer l'état de santé d'une personne, si l'on veut être crédible, doit tenir compte de paramètres beaucoup plus précis mesurant ce que l'on appelle la « qualité de vie ». Cette notion recouvre de nombreux domaines de la vie de tous les jours — physique, affectif, psychique, social. Cela nécessite des échelles de mesure du retentissement d'une maladie sur la vie du sujet, à la fois lorsqu'il est souffrant et, dans le sens inverse, mesurant la satisfaction des patients lorsqu'ils sont traités et soulagés, voire guéris.

Ce mode de réflexion a débuté il y a de nombreuses années dans le domaine des maladies graves, notamment cancéreuses, où le pronostic de vie est plus ou moins court et par conséquent où l'on voit que la qualité de la vie prend autant d'importance que la durée de vie qui reste. Mais maintenant cela a été étendu à de nombreuses maladies douloureuses chroniques dont récemment la migraine. Ici, grâce à des questionnaires précis, on peut maintenant mesurer le handicap ressenti par le patient pendant les crises mais également celui occasionné *hors crise*, lors de la vie de tous les jours.

C'est ainsi qu'aux États-Unis une étude a montré que *durant la crise* :

— 90 % des sujets souffraient d'intolérance aux bruits et à la lumière ; 75 % devaient s'allonger ; 75 % devaient éviter tout contact avec autrui. Plus de 77 %

étaient irritables, 67 % étaient excédés, 65 % attendaient avec anxiété la fin de la crise.

Mais cette même étude a montré que, chez les mêmes sujets, *en dehors des crises* :

— Plus de 50 % se trouvaient irritables, 57 % évitaient le bruit et la fumée, 60 % s'inquiétaient de ce que les autres pensaient d'eux, 50 % évitaient le soleil et les réunions de travail comme toute cause de stress et 70 % ressentaient une angoisse latente permanente d'avoir une nouvelle crise de migraine.

On voit donc que la migraine envahit la vie de ceux qui en souffrent, voire la guide, ce qui représente un handicap non négligeable et fait vraiment de celle-ci une maladie chronique.

Questionnaire

Le questionnaire qui suit est celui que nous utilisons couramment dans notre consultation pour mesurer le « handicap migraine » de celles et de ceux qui viennent consulter, mesurer ainsi la façon dont la maladie envahit leur vie et la place que la migraine y tient. Vous pouvez l'utiliser de cette façon, mais également avant de consulter votre généraliste pour lui permettre de mieux comprendre à quel point vous êtes affecté par la maladie migraineuse.

Les réponses aux questions sont cotées de 0 à 4 : répondez en indiquant le numéro qui correspond à votre réponse selon la grille suivante.

0 = non
1 = oui mais cela ne me gêne pas
2 = oui et cela me handicape un peu
3 = oui et cela me handicape moyennement
4 = oui et cela me handicape beaucoup

A. Mesure du handicap *pendant* une crise de migraine
— Nausées
— Vomissements
— Hypersensibilité au bruit
— Hypersensibilité à la lumière
— Somnolence
— Perte de concentration
— Sensation de malaise
— Frilosité
— Manque d'appétit
— Difficulté à vous asseoir
— Devez-vous vous allonger ?
— Vous est-il difficile d'effectuer les activités habituelles ?
— Êtes-vous gêné pour travailler ?
— Cela gêne-t-il vos loisirs ?
— Cela gêne-t-il votre vie sociale ?
— Êtes-vous irritable ?
— Êtes-vous exaspéré ?
— Cherchez-vous à éviter les autres ?
— Vous sentez-vous frustré ?
— Vous sentez-vous anxieux ?
— Vous sentez-vous dépressif ?
— Avez-vous l'impression d'être isolé ?

Maintenant, comptez et additionnez les points que vous avez obtenus pour mesurer votre « handicap de crise » :

— De 0 à 10 : vous n'êtes pas handicapé par votre migraine.

Dans ce cas, les traitements antalgiques habituels banals peuvent vous soulager.

— De 11 à 20 : vous êtes handicapé de façon importante.

Dans ce cas, il vaudrait mieux que vous consultiez un médecin.

— De 20 à 44 et au-delà : vous êtes réellement très

handicapé par votre migraine et vous devez absolument consulter un médecin et, si cela est nécessaire, un spécialiste d'un centre antimigraine.

B. Mesure du handicap migraine *en dehors* des crises

— Êtes-vous anxieux d'aller quelque part parce que vous pourriez avoir une crise ?

— Avez-vous déjà pris en compte le fait d'être migraineux pour planifier votre vie sociale ?

— Avez-vous déjà pris en compte le fait que vous soyez migraineux lors de votre choix de carrière ?

— Évitez-vous le soleil ?

— Évitez-vous les endroits bruyants ?

— Évitez-vous les endroits enfumés ?

— Pensez-vous toujours à votre migraine ?

— Avez-vous peur que votre migraine ne s'aggrave ?

— Vous sentez-vous « en dehors du coup » ?

— Avez-vous l'impression d'être incompris par les autres en tant que migraineux ?

— Vous sentez-vous coupable ?

— Cela vous ennuie-t-il que les autres se soucient de vous ?

— Vous êtes-vous senti gênant pour les autres ?

— Votre migraine a-t-elle interféré dans votre vie de famille ?

— Votre migraine a-t-elle interféré dans votre vie affective ?

— Votre migraine a-t-elle interféré dans votre vie sociale et avez-vous été exaspéré pour cela ?

Comptez vos points de la même façon, et vous obtiendrez le bilan de votre qualité de vie en tant que migraineux :

— De 0 à 15 : vous n'êtes pas ou que peu handicapé.

— De 16 à 35 : votre handicap migraine est assez

important. Peut-être les traitements de crise courants ne vous suffisent-ils pas pour avoir une bonne qualité de vie et vaudrait-il mieux consulter un médecin pour décider d'un traitement de fond éventuel.

— Au-dessus de 35 : votre handicap migraine est très lourd et votre qualité de vie s'en ressent très fortement. Il faut absolument que vous consultiez un médecin, voire un spécialiste de la migraine pour mettre en route un traitement de fond pour vous débarrasser de votre maladie migraineuse.

7

Les traitements de la crise

Il est paradoxal qu'à notre époque, où nous disposons d'une pharmacopée remarquablement efficace contre la douleur, celle-ci ne soit que peu ou pas utilisée chez le migraineux. Celui-ci doit en effet, dans plus de 40 % des cas selon les plus récentes statistiques, se contenter de souffrir et de subir sa migraine, exception faite de « tentatives » de soulagement par une aspirine quelconque. Cela provient encore une fois de la méconnaissance des médecins et des migraineux eux-mêmes concernant cette affection et de son caractère de fatalité trop souvent accordé.

Tout médecin est en mesure de soulager un migraineux en crise ; nul n'est besoin d'un spécialiste. Le migraineux lui-même a à sa disposition dans les pharmacies des médicaments vendus sans ordonnance, qui, bien utilisés et sans tomber dans le piège de l'automédication sauvage — pouvant induire par elle-même des céphalées, nous le verrons plus loin —, lui permettront de ne plus avoir mal.

Une formule célèbre en médecine résume les critères d'un bon traitement de crise : « chez le bon malade, au bon moment, à la bonne dose ». Chez le bon malade, c'est-à-dire que chacun est plus ou moins sensible à certaines molécules médicamenteuses et qu'il ne sert à rien de rajouter des doses d'un produit auquel on ne répond pas ; au bon moment, chez le migraineux, cela revient à un dogme : PRENDRE SES MÉDICAMENTS DE CRISE LE PLUS TÔT POSSIBLE. En effet, dans la migraine, plus on attend pour prendre un médicament (sous des prétextes variés — « Un médicament, ce n'est jamais bon pour la santé, plus tard je le prendrai, mieux ce sera » ; « Cela va sans doute passer, ce n'est sans doute qu'un simple mal de tête » ; « Je ne vais pas me gaver de médicaments au moindre prétexte, cela passera tout seul » — qui se résument à une seule réflexion : celle qu'on ne prend généralement un médicament qu'à contrecœur, contraint et forcé, comme la plupart d'entre nous), plus la migraine va se développer, plus elle sera difficile à stopper et plus on aura besoin — en quantité — de médicaments (cela réduisant à néant les prétextes vus plus haut). **Il faut donc savoir et se répéter que plus tôt on prendra ses médicaments de crise, moins on en aura besoin.** Cela implique pour les migraineux, puisque la migraine frappe n'importe quand, d'avoir sur lui en permanence — à son domicile, à son travail, en voiture, etc. — son traitement de crise. Dans la pratique, l'usage d'un pilulier, réduit parfois à sa plus simple expression, par exemple, un simple étui à pellicule photo, rend plus facile le respect de cette « clause de sauvegarde ». Enfin, à la bonne dose signifie que la migraine n'est pas un simple mal de tête et qu'il existe donc des doses minimales, spécifiques pour chaque produit, qui sont nécessaires pour faire passer une crise, mais qu'il ne faut pas outrepasser les limites, faute d'effets secondaires.

D'autre part, médecins et migraineux s'accordent sur le fait qu'il ne faut pas traiter uniquement la douleur, mais aussi le principal signe accompagnateur : les nausées. Cela est extrêmement important pour la réussite du traitement.

Chercheurs et patients sont d'accord pour dire qu'un médicament de crise idéal devrait avoir les propriétés suivantes : action rapide, administration facile, pas d'effet secondaire, ne provoquant ni dépendance, ni somnolence, ni accoutumance (ce qui est la source des céphalées médicamenteuses), bon marché et surtout rapidement et complètement efficace. Disons-le tout de suite, ce médicament idéal n'existe pas encore pour tous les migraineux. Cela dit, chacun peut chercher et trouver dans la pharmacopée actuelle le médicament dont les propriétés lui conviendront le mieux et qui lui apportera le soulagement. On peut le trouver tout de suite, mais parfois cela ressemble à une quête du Graal, et l'on devra essayer plusieurs produits successivement avant de trouver le bon. Tentons d'apporter notre pierre à cette recherche en listant les différents traitements de crise disponibles. Cette liste ne sera ni exhaustive ni, bien sûr, publicitaire.

Les médicaments contre la douleur sont classés en trois paliers : 1. les antalgiques périphériques ; 2. les antalgiques centraux ; et 3. les antalgiques morphiniques ou opiacés.

Les antalgiques périphériques

1. L'acide acétylsalicylique, plus connu sous le nom d'aspirine (terme dont le premier centenaire a eu lieu en 1999)

L'aspirine n'aurait sans doute pas de nos jours une AMM (autorisation de mise sur le marché) facile tant ses propriétés sont multiples et ses effets secondaires — quoi qu'on en pense — nombreux. Mais elle offre aux migraineux bien des avantages : elle est disponible sans ordonnance, elle est d'usage courant, elle peut être extrêmement efficace si l'on respecte quelques règles faciles à se rappeler :

— elle doit être prise rapidement ;

— elle doit être prise à une dose suffisante : 1 à 2 grammes chez l'adulte ;

— elle doit être prise si possible sous forme soluble ou effervescente, beaucoup plus efficace ;

— elle doit être associée à un antivomitif pour être réellement utile (il existe des formes commerciales qui associent les deux, tels le Migpriv® ou le Céphalgan®) ;

— elle sera si possible associée à de la caféine (qui est antimigraineuse en elle-même).

Mais son efficacité n'est pas constante chez tout le monde, elle finit par être toxique pour la muqueuse de l'estomac, et elle a une absorption de mauvaise qualité.

2. Le paracétamol

Très utilisé chez les Anglo-Saxons (où il est dénommé acétominophène), il est, comme l'aspirine, d'usage courant et disponible sans ordonnance. Les doses utiles sont identiques, à prendre par la bouche en une ou deux prises rapprochées. Les formes effervescentes (Efferalgan® par exemple) sont préférables, et là aussi la caféine (contenue dans le café, le thé ou le Coca-Cola), si possible associée à du sucre — qui combat l'hypoglycémie cérébrale —, est utile. Mais son efficacité n'est pas garantie chez tous les patients et sur toutes les crises.

3. Les anti-inflammatoires non stéroïdiens (AINS)

Devenus d'usage courant depuis quelques années sous l'impact de la publicité pour certains d'entre eux comme l'ibuprofène, leur principe d'action repose sur l'inhibition de la synthèse des prostaglandines, hormones inflammatoires qui bloquent le relargage de sérotonine par les plaquettes sanguines, qu'elles empêchent par ailleurs de s'agglutiner entre elles — action antiagrégante plaquettaire. Ils sont donc antalgiques. Mais leur efficacité varie énormément d'un produit à l'autre (et ceux qui sont en vente libre dans les pharmacies sont le plus souvent dosés de façon très faible), ce qui fait que leur usage varie énormément à la fois selon le migraineux et selon les habitudes de son médecin.

Le gros avantage de la plupart des AINS est qu'ils existent sous forme de suppositoires, ce qui peut être utile quand les nausées et/ou les vomissements empêchent toute prise de médicaments par voie orale. Ils ont les inconvénients et les contre-indications, notamment gastriques, spécifiques aux anti-inflammatoires (ulcère de l'estomac ou du duodénum entre autres), mais, si leur efficacité est inconstante, leur utilité, notamment chez la femme lors des migraines des règles, est loin d'être négligeable. Citons-en quelques-uns parmi les plus prescrits : Advil®, Apranax®, Cébutid®, Indocid®, Nifluril®, Nurofen® ou Nuréflex®, Ponstyl®, Profénid®, Surgam®, Voltarène®, etc.

4. Mettons à part les antalgiques contenant de la noramidopyrine

Très efficaces contre les crises de migraine, ils ont l'avantage d'exister à la fois en comprimés et en suppositoires qui sont des antalgiques purs mais qui posent le problème de la possibilité d'un effet secondaire très grave, l'agranulocytose — accident immuno-allergique mortel dans 10 % des cas, portant sur les globules blancs et survenant de façon imprévisible —, dont la fréquence est cependant extrêmement faible : d'après une enquête de l'Organisation mondiale de la santé (OMS) portant sur 42 millions de personnes prenant ce type de médicament, le risque est évalué à 0,5 pour un million.

Les plus utilisés par les migraineux sont souvent les plus anciens ; citons : Optalidon®, Salgydal®, Viscéralgine forte®, Baralgine® ou Avafortant® (ces trois derniers existent aussi sous forme injectable). Il est fréquent que ces antalgiques soient associés à des substances à action centrale que nous allons voir ci-dessous (comme l'Optalidon®, qui contient du phénobarbital et de la caféine).

Les antalgiques centraux

Appelés ainsi parce qu'ils agissent sur les centres nerveux du cerveau régulant la douleur, ils ont pour eux une efficacité certaine et rapide — quand ils sont pris à temps, comme les autres — et sont, d'ailleurs, parmi les médicaments les plus utilisés par les migraineux qui se soignent, mais ils comprennent des substances qui peuvent entraîner une accoutumance et une dépendance, notamment la codéine (exemple, l'Efferalgan codéiné®) ou un dérivé éloigné de la morphine, appelé donc un morphinique faible, le dextropropoxyphène (contenu dans le Propofan® ou le Diantalvic®), souvent associé dans ces médicaments à des antalgiques périphériques. La prudence doit donc être de mise quand on les utilise, notamment au niveau de la fréquence des prises : si celles-ci se multiplient, on rentre facilement dans le cadre des céphalées médicamenteuses où le malade souffre dès que le taux sanguin de la molécule qu'il utilise baisse dans son sang, ce qui l'oblige à reprendre de ce médicament. Un sevrage est alors nécessaire, qui sera fait le plus souvent en milieu hospitalier. Mais l'intérêt de ces substances n'est pas négligeable et ils devraient faire partie de l'arsenal de tout migraineux un peu sévère.

Les antalgiques morphiniques ou opiacés

1. Les morphiniques.

À mon sens, ils n'ont pas leur place, sauf exception, dans le traitement de la migraine (par exemple dans le cas de crises répétitives et intriquées, dites subintrantes, vues en milieu hospitalier) si l'on a correctement utilisé les autres catégories d'antalgiques ou les antimigraineux spécifiques que nous allons voir.

2. Les dérivés de l'ergot de seigle.

Il existe des médicaments qui agissent directement non sur la douleur mais sur le diamètre des artères cérébrales dilatées dans la migraine en réduisant ce dernier. Jusqu'il y a dix ans, ils étaient le traitement de référence des crises migraineuses, mais leur efficacité, bien que certaine, était tempérée par des effets secondaires plus ou moins importants. Ainsi le tartrate d'ergotamine (Migwell®), s'il était intéressant à des doses limitées — 2 à 4 milligrammes en une ou deux prises, sans dépasser plus de deux prises par semaine —, pouvait, par son activité pharmacologique non sélective, entraîner des effets secondaires digestifs (nausées, vomissements) et la possibilité de survenue de deux complications majeures.

L'une est connue depuis le Moyen Âge sous le nom de « mal des ardents » et identifiée à notre époque comme étant l'ergotisme, c'est-à-dire l'excès de prise de tartrate d'ergotamine (plus de 6 milligrammes par jour ou 12 milligrammes par semaine), provoqué également par l'association avec certains antibiotiques de la classe des macrolides. Cela se traduit par des démangeaisons des extrémités des doigts et des orteils qui deviennent froids et blancs, avec une vasoconstriction périphérique entraînant une diminution du pouls ; la possibilité de survenue d'une gangrène des extrémités, complication dramatique, n'est pas à négliger.

L'autre complication est qu'il peut exister une accoutumance au tartrate d'ergotamine qui peut aboutir à entretenir et à aggraver la migraine ; c'est ce que l'on appelle l'« état de mal migraineux », forme gravissime des céphalées médicamenteuses.

La dihydroergotamine, ou DHE, fut fabriquée en 1943 pour avoir les mêmes propriétés pharmacologiques que le tartrate d'ergotamine, mais sans ses inconvénients. Elle doit être administrée par voie injectable sous forme intramusculaire d'une ampoule de

1 milligramme de DHE, sans dépasser 3 milligrammes par jour. Il existe une forme récente sous forme d'un spray nasal (Diergo-Spray®) qui permet quatre pulvérisations par jour, ce qui correspond à la dose maximale.

Ces médicaments, prescrits sur ordonnance, sont intéressants notamment quand il existe des nausées et des vomissements et sont plus rapides dans leur efficacité que le tartrate d'ergotamine ; mais cette efficacité est inconstante selon les crises et/ou les migraineux.

3. La révolution des triptans.

Issus de la recherche sur les mécanismes de la crise de migraine et notamment de la responsabilité des récepteurs dits 5HT, c'est-à-dire la sérotonine, les triptans sont des substances qui imitent les effets protecteurs de cette dernière en entraînant une vasoconstriction des vaisseaux intracrâniens et une diminution de l'inflammation neurogène des méninges. À l'heure actuelle, s'il existe déjà au moins quatorze types différents de neurorécepteurs de la sérotonine, dont certains dans les zones dites de souffrance du cerveau (noyaux gris centraux), il n'est commercialisé en France que trois types de triptans.

Celui qui a fait le plus couler d'encre à la suite d'une campagne publicitaire mal organisée par le laboratoire qui le fabriquait est le sumatriptan (Imigrane®), qui fut à tort présenté au début des années 90 comme un « médicament miracle » de la migraine. Il est utilisable sous trois formes : la voie sous-cutanée, au moyen d'une piqûre auto-injectable, la voie orale et la voie par spray nasal.

Son efficacité est de l'ordre de 70 % en moins de deux heures, mais deux facteurs sont rédhibitoires : son prix très élevé (associé à un non-remboursement pour sa forme injectable, sauf pour les patients présentant une algie vasculaire de la face — il porte alors le nom d'Imiject®) et la possibilité de signes d'intolérance : sensation d'oppression thoracique liée à son activité vasoconstrictrice sur les coronaires ; il est d'ailleurs contre-indiqué chez les cardiaques, les hypertendus et les femmes enceintes ; fourmillement des extrémités ; fatigue extrême. De plus, 20 % des patients rapportent une reprise de la crise dans les vingt-quatre heures qui suivent, ce qui impose une réadministration du traitement ; cela n'est pas négligeable compte tenu de son coût. Le sumatriptan, de même que ses dérivés, que nous allons voir, a contre lui cet inconvénient qui doit le faire réserver aux crises de migraine résistantes à tous les autres antimigraineux de crise.

— Le zolmitriptan (Zomig®) est un agoniste de la sérotonine, c'est-à-dire qu'il stimule — dans la ligne de recherche ouverte par le sumatriptan — les récepteurs artériels et centraux de la sérotonine, et a pour but de faire cesser la dilatation douloureuse des artères migraineuses lors de la crise. Son efficacité est identique au sumatriptan, mais il présente beaucoup moins d'effets secondaires, son prix est moins élevé — quoique non négligeable : près de 10 euros le comprimé —, et il est de surcroît remboursé, ce qui ne doit pas changer les indications réservées des triptans que nous avons vues plus haut. Il existe également depuis peu sous une forme orodispersible (ZomigOro®) qui fond rapidement dans la bouche avec un passage de la forme sèche à la forme liquide pratiquement instantané dans un à deux millilitres de salive ; il évite ainsi les inconvénients de la forme comprimé, comme la nécessité de prendre un verre d'eau, ou le rejet lors des nausées. Cette forme présente les mêmes contre-indications et précautions d'emploi que celles du Zomig® classique.

— Le naratriptan (Naramig®) est une molécule également dérivée du sumatriptan, son efficacité et son coût sont similaires — quoique variant selon les susceptibilités individuelles aux traitements des migraineux — aux zolmitriptans.

D'autres triptans sont à l'étude. L'un d'entre eux, le rizatriptan (Maxalt®), commercialisé aux États-Unis sous forme sublinguale (court-circuitant ainsi le problème du renvoi des médicaments en cas de nausée), devrait voir le jour prochainement en France mais sa commercialisation a été retardée. Un autre, l'élétriptan, d'efficacité comparable au sumatriptan, est encore à l'étude.

Les triptans posent un problème médical éthique et thérapeutique dans le domaine de la migraine. Ils ont fait accomplir un grand pas dans le traitement et la compréhension du mécanisme physiopathologique des crises de migraine.

Maintenant que le rôle du nerf trijumeau a bien été mis en évidence dans la douleur migraineuse, de nouveaux traitements antimigraineux de crise agissant directement sur ce facteur névralgique sont déjà en étude et en essais thérapeutiques, notamment à base d'agonistes (ou stimulateurs) d'une substance appelée l'adénosine qui inhibe le nerf trijumeau, agissant ainsi directement sur la douleur migraineuse.

En ce qui concerne la prise orale de triptans, l'ajout d'un antinauséeux apparaît conseillé pour une meilleure efficacité ainsi que celle d'un anti-inflammatoire.

Si leur intérêt pratique essentiel est que, à l'inverse de tous les autres traitements disponibles, ils peuvent être efficaces sur la crise même s'ils sont absorbés à distance du début de la crise (cela concerne notamment les migraines nocturnes ou du réveil, dans lesquelles il n'est pas possible au patient de prendre un médicament dès les prémices de la crise). Mais ils ne représentent en France que 3 % des médicaments prescrits lors d'une crise de migraine ; l'attitude générale est en effet de les réserver aux crises sévères ou résistantes aux autres antalgiques, à la différence des pays anglo-saxons, où ils sont plus largement utilisés.

Cette attitude est certainement en particulier le reflet de considérations sociales, économiques et culturelles concernant la consommation médicamenteuse en général. Ainsi, un nouveau médicament doit amener le médecin à se poser les questions suivantes : « Quel est l'intérêt d'une nouvelle molécule contre la douleur ou contre la migraine pour mes malades ? Son pouvoir de soulagement est-il supérieur ? Est-elle simple à administrer ? Le bénéfice thérapeutique est-il réellement supérieur aux effets secondaires ? Enfin, le coût financier et son remboursement vont-ils se concilier avec le bénéfice thérapeutique ? »

Il n'est pas toujours aisé de donner une réponse positive à toutes ces questions, c'est pourquoi une réflexion plus approfondie, tenant compte des acquis déjà obtenus par la recherche médicamenteuse dans le passé, doit être menée avant de prescrire un nouvel antimigraineux ou un nouvel antalgique à un malade.

8

Les traitements de fond de la migraine

Il faut d'emblée commencer ce chapitre par ce qui devrait être une évidence : tous les migraineux ne sont pas dans l'obligation de suivre un traitement de fond, et cela ne devrait être décidé qu'après une première consultation de durée suffisamment prolongée pour prendre la décision qui s'impose.

Un traitement de fond est envisagé lorsque les crises sont fréquentes (plus de deux ou trois par mois), peu améliorées par les traitements de la crise ou lorsqu'elles retentissent de façon importante sur la qualité de vie globale du patient (nous reviendrons plus loin sur ce dernier point, essentiel).

Un entretien prolongé avec le malade est indispensable dans ce cadre, qui est le plus souvent celui de la première consultation, pour gagner sa confiance et faire de lui tout l'opposé d'un « cobaye » à qui l'on ferait utiliser au hasard différentes molécules, c'est-à-dire un partenaire dans la recherche du schéma thérapeutique qui sera le mieux adapté pour lui. Il faut lui spécifier que les médicaments de fond doivent être pris quotidiennement durant une période de plusieurs mois (plus de six en général), qu'ils ne suppriment pas totalement les crises et qu'ils peuvent être à la source d'effets secondaires dont il faudra prévenir le médecin dès leur apparition afin d'y remédier par une diminution ou un changement de molécule. Il pourra y avoir aussi ce que l'on appelle des « échappements » (c'est-à-dire qu'un médicament efficace jusque-là le sera moins pendant un certain temps). Il faudra le prévenir que la progression dans l'amélioration de la maladie migraineuse ne se fait pas de façon linéaire ni exponentielle mais bien plutôt ondulatoire ou sinusoïdale (bien qu'allant toujours vers l'amélioration finale) et que la confiance mise dans le médecin devra contrebalancer ces variations temporaires.

L'objectif du thérapeute comme du patient est en effet le même, réduire la fréquence, l'intensité, la sévérité des crises, améliorer la réponse au traitement de crise et diminuer la sensibilité du migraineux aux facteurs déclenchants. On conseille souvent la tenue d'un « carnet migraine », carnet de surveillance où seront consignés tous les jours de façon succincte mais minutieuse tous les maux de tête (nature, durée, intensité) et les traitements appliqués (type, quantité, efficacité). C'est en effet le seul moyen objectif de vérifier quels sont les progrès obtenus dans la poursuite du traitement. Cette façon de faire, très facilement acceptée malgré la légère contrainte qu'elle impose au malade, est couramment utilisée au Canada comme dans les pays anglo-saxons ou les centres antidouleur depuis de nombreuses années car elle seule permet un véritable dialogue en « temps réel » du migraineux et de sa migraine face au praticien. De plus, cela permet de gagner du temps lors des consultations de surveillance, qui, sans être jamais de routine, seront d'autant plus rapides que la première aura été longue et minutieuse, avec un interrogatoire détaillé et un examen clinique et neurologique précis.

C'est là qu'il faut souligner l'un des paradoxes de la prise en charge de la migraine : le premier et principal thérapeute est le généraliste — qui connaît mieux que personne l'environnement et les antécédents de son malade —, mais sa principale arme lors de la première consultation pour migraine est celle qui lui fait le plus souvent défaut : le temps. Cet investissement nécessaire initial en vaut pourtant la peine, et ce ne devrait être que devant des problèmes diagnostiques ou thérapeutiques que le généraliste devrait faire appel à la collaboration du spécialiste.

Ce qu'il faut encore souligner, c'est que la migraine est une maladie chronique et que, comme telle, il faut à la fois une collaboration médecin-malade efficace et que le patient acquière, en participant activement à son traitement, peu à peu un savoir sur les causes, les origines et les traitements qui le concernent. Ce savoir, même s'il provient en partie du médecin, vient aussi du vécu de la maladie, et l'échange des connaissances entre les deux partenaires est toujours précieux. Il existe en effet, dans la migraine comme dans le diabète, l'asthme ou l'hypertension artérielle parfois des hésitations thérapeutiques, des essais, des choix auxquels doit participer le malade. C'est à la fois son devoir et son droit. Sinon, il risque de penser soit que le thérapeute ne le prend pas au sérieux, soit qu'il fait des erreurs dans le suivi de son traitement ; c'est alors que la confiance s'échappe et que le patient risque de tomber dans ce que l'on appelle l'« éclatement thérapeutique », c'est-à-dire un suivi médical multiple mal conduit qui ne peut amener qu'à l'échec, installant ainsi le migraineux dans la certitude que « décidément il n'y a rien à faire contre cette maladie ».

En ce qui concerne les molécules correspondant au traitement de fond de la migraine, nous n'allons pas nous livrer à une énumération fastidieuse des doses, des posologies, des contre-indications et des effets secondaires de chacune. Cela rentre plutôt dans le colloque singulier entre le migraineux et son médecin, colloque dont nous venons de parler. Nous allons seulement essayer de voir les grands principes et d'en tirer la « substantifique moelle ».

Traiter la maladie migraineuse, c'est agir sur les troubles vasculaires, chimiques ou d'origine neuronale constituant le soubassement de cette affection. Mais c'est aussi se préoccuper du terrain sur lequel elle se développe. Or il est remarquable de constater combien un migraineux peut collaborer de façon efficace avec son médecin s'il est bien informé, alors qu'en général ces malades ont la réputation de peu suivre correctement un traitement de fond à long terme, confondant notamment traitement de crise et traitement de fond et se décourageant facilement.

Plusieurs catégories de médication sont disponibles, et ce depuis de nombreuses années maintenant. L'une des plus anciennes et qui a pour elle l'avantage de n'avoir pratiquement aucun effet secondaire est un dérivé de l'ergot de seigle, la dihydroergotamine. Elle a une action antimigraineuse en permettant de garder un tonus vasomoteur équilibré dans la journée, c'est-à-dire en évitant les spasmes des artères. Elle peut être prescrite en première intention, même chez l'enfant, mais ne doit l'être ni de trop courte durée (une migraine ne disparaît pas en deux mois) ni de trop longue durée (à quoi bon continuer à donner un médicament à une personne si l'on s'aperçoit — « carnet migraine » à l'appui — que cela ne lui fait rien). C'est peut-être sur ce dernier point qu'il faut insister ; en effet, la dihydroergotamine, ou DHE, est le plus connu des antimigraineux par les médecins français, mais il porte bien des noms, dihydroergotamine Sandoz®, Ikaran®, Séglor-retard®, Tamik®, ce qui peut parfois donner l'impression aux médecins comme aux malades d'utiliser des médicaments différents alors qu'il ne s'agit en fait que d'une seule molécule (cet usage successif, en cas d'échecs successifs, étant de façon bien compréhensible la source d'un découragement du type « j'aurais pourtant tout essayé »).

Une autre catégorie de médicament a également une

action sur le tonus des vaisseaux : il s'agit des bêtabloquants. Leur efficacité antimigraineuse est également une découverte de longue date puisqu'elle a été faite dans les années 60 par hasard en traitant des malades hypertendus (l'hypertension artérielle étant l'indication primitive de ces médicaments), migraineux par ailleurs ; on découvrit ainsi que poussées de tension et migraines disparaissaient conjointement chez ces malades. Le bêtabloquant de référence est le propranolol (Avlocardyl®, simple ou à libération prolongée, mais, dans ce cas, nous conseillons plutôt la prise sous forme de générique car elle peut être moins dosée — 80 milligrammes au lieu de 160, ce qui diminue les risques d'effets secondaires) ; mais il en existe bien d'autres parmi ces piliers du traitement de fond — très utilisés par les Anglo-Saxons en première intention —, comme le métoprolol (Seloken®, Lopressor®, le timolol (Timacor®), l'aténolol (Ténormine®) ou le nadolol (Corgard®). Curieusement, si aucune étude n'a montré la supériorité significative de l'un d'entre eux par rapport aux autres, la sensibilité du migraineux peut varier considérablement selon la molécule utilisée.

Il existe bien évidemment des contre-indications classiques à respecter (asthme, rythme du cœur trop lent ou bradycardie, insuffisance cardiaque), et des précautions sont à prendre chez le sportif de haut niveau (tennisman en particulier) ou chez les migraineux de plus de quarante ans (électrocardiogramme souhaitable) ; mais ces médicaments sont extrêmement utiles et doivent avoir été tentés au moins une fois chez tout migraineux un tant soit peu sévère. Un détail qui n'est peut-être pas négligeable : les bêtabloquants sont d'excellents médicaments contre le stress (bien souvent utilisés par les étudiants pendant leurs examens), ce qui peut se révéler précieux lorsqu'on sait que ce dernier est un facteur déclenchant fréquent de la migraine.

Un autre type de médicament qui intervient dans les

phénomènes de contraction et surtout de relaxation des vaisseaux artériels est représenté par les inhibiteurs du calcium, l'un des facteurs de ces phénomènes. À l'heure actuelle, un seul d'entre eux, la flunarizine (Sibélium®) a vu son efficacité prouvée contre la migraine. Un détail anecdotique : nous avions été les premiers à le révéler au grand public il y a de cela plus de dix ans, suite à des congrès effectués sur ce thème à Paris, alors que ce médicament était seulement commercialisé comme antivertigineux — ce qu'il est également. Cela nous avait valu une campagne de presse diffamatoire assez homérique, montrant bien la susceptibilité commerciale de certains industriels pharmaceutiques. Mais cette efficacité peut ne se révéler qu'après deux mois de traitement, car la demi-vie de cette molécule est très prolongée et par ailleurs ce médicament peut exceptionnellement, s'il est employé à trop fortes doses ou trop longtemps, entraîner des syndromes parkinsoniens ou dépressifs.

Enfin, une autre classe d'antimigraineux de fond existe : il s'agit de ce que l'on appelle les « antisérotoninergiques ». Comme leur nom l'indique, ils jouent sur le métabolisme du principal neuromédiateur impliqué dans la migraine (voir le chapitre « Les mécanismes de la migraine »), la sérotonine. Cette dernière joue plusieurs rôles à la fois : sur le calibre des vaisseaux, par l'intermédiaire du tonus vasomoteur qui le contrôle, comme sur la régulation des phénomènes douloureux.

Il existe ici un grand paradoxe pour l'un de ces médicaments qui est à la fois le plus actif et le moins prescrit, le méthysergide (Désernil®). Il suscite en effet, de par sa méconnaissance pharmaceutique précise, des réactions de rejet de la part de nombreux médecins qui le cataloguent comme un médicament dangereux à ne prescrire sous aucun prétexte. Or, en fait, le méthysergide, s'il est prescrit en commençant à très petites doses (un quart de comprimé les premiers jours), ne provoque aucun des effets secondaires immédiats dont on l'accuse — crampes, insomnie, nausée. En outre, et c'est surtout ce qui panique la plupart des thérapeutes, il peut provoquer, lorsqu'il est prescrit à fortes doses sur une durée prolongée sans aucune surveillance, ce que l'on appelle une fibrose rétro-péritonéale, c'est-à-dire une gangue fibreuse autour des uretères avec un risque d'insuffisance rénale. Ce risque existe puisqu'une centaine de cas ont été ainsi décrits dans la presse médicale, mais c'est depuis l'apparition de ce médicament, il y a maintenant plus de quarante ans, et des centaines de millions de prescriptions faites sans problème. Il s'agit donc là d'un phénomène un peu théorique : si une surveillance, tout d'abord clinique (à la recherche de douleurs lombaires ou abdominales, de crampes ou d'œdème des membres inférieurs), est effectuée et si le traitement, que je recommande à faibles doses (un ou deux comprimés par jour maximum), est prolongé au-delà de six mois, avec une surveillance biologique de la vitesse de sédimentation (ou VS, qui est un critère d'inflammation), de l'urée et de la créatine (substances témoignant du fonctionnement rénal) qui sont augmentées en cas de début de fibrose, cela permet de la dépister et de la faire cesser immédiatement par arrêt du méthysergide et mise sous corticoïdes. Dans ce cas, le risque de fibrose est quasi nul. Il l'est d'autant plus si l'on fait des fenêtres thérapeutiques, c'est-à-dire des interruptions temporaires de ce traitement d'un mois tous les six mois. Mais l'on rentre là dans un débat d'école car, dans un traitement de fond bien conduit, c'est justement la période où l'on commence à arrêter le méthysergide puisque l'on entame, dans le cadre d'une plurithérapie, la phase de guérison.

D'autres sérotoninergiques sont plus faciles à manier mais moins efficaces et beaucoup plus source certaine d'effets secondaires : le pizotifène (Sanmigran®), qui provoque somnolence et surtout prise de poids par augmentation de l'appétit, ou l'oxétorone (Nocertone®), encore moins efficace et induisant une sédation, ce qui implique une prescription obligatoirement vespérale.

Un antimigraineux est plus spécifique des migraines avec aura de type ophtalmique : l'indoramine (Vidora®), mais il faut s'en méfier chez l'homme car il peut provoquer des troubles de l'éjaculation.

Terminons sur les antimigraineux dérivés de la neuropsychiatrie : le lithium (Téralithe®), proposé dans les migraines résistantes à toute autre thérapeutique comme le valproate de sodium (Depakine®), nécessitant une surveillance biologique un peu lourde, pour conclure sur une molécule qui fait parfois peur car elle est classée dans la catégorie des antidépresseurs avec les craintes que ces médicaments entraînent — dépendance, accoutumance, somnolence, prise de poids —, craintes qui ne sont absolument pas justifiées si cette molécule, l'amitryptilline (Laroxyl®, Élavil®), est donnée à faibles doses de l'ordre de quelques milligrammes seulement. Elle a pour elle plusieurs avantages : elle est antimigraineuse en elle-même, elle agit sur le retentissement dépressif fréquent qu'entraîne la douleur chronique et elle potentialise, en cas de plurithérapie, l'action des bêtabloquants.

Le rôle bénéfique des traitements préventifs dans la migraine a été bien mis en évidence, améliorant notamment la qualité de vie des migraineux, ces derniers n'apparaissant notamment pas gênés par une prise quotidienne médicamenteuse. Parmi les substances nouvelles, de récents antiépileptiques utilisés à faibles doses semblent très prometteurs et efficaces (levetiracetam, topiramate par exemple).

Il reste indiscutable que tous ces traitements, comme dans toute maladie, comportent un effet placebo, mais ce n'est pas nier leur efficacité prouvée. Elle l'est d'autant plus, et l'observance du traitement de fond est d'autant mieux obtenue si des consultations ont lieu pendant lesquelles le médecin doit prendre le temps d'écouter son patient, de répondre à ses questions ou à ses craintes et de moduler la thérapeutique en fonction de l'évolution.

Une question est souvent posée en matière de traitement de fond : combien de temps va-t-il durer ? Elle l'est soit par le migraineux lui-même, soit par son entourage, qui a peur de le voir se « droguer ». Or il faut rappeler qu'il n'y a pas de traitement miracle de la migraine. Un traitement bien suivi et bien conduit dure en général entre six mois et un an, ce délai étant raccourci chez l'enfant et d'une façon générale plus court chez les femmes que chez les hommes. Mais ce n'est qu'après cette période que le migraineux pourra, conseillé par son médecin, diminuer progressivement puis arrêter totalement son traitement avec un résultat thérapeutique avéré. Mais le jeu n'en vaut-il pas la chandelle, puisque, dans ces conditions, 86 % des migraineux sont débarrassés de leur maladie ?

9

Les traitements de fond non médicamenteux de la migraine

Beaucoup de migraineux, soit par réticence à l'égard des produits chimiques, soit parce qu'ils ont été déçus par l'utilisation de ces derniers, ont recours à ce que l'on appelle les « médecines douces ». Un certain nombre s'en trouvent améliorés, il serait donc absurde de les ignorer, voire de les réfuter. Par ailleurs, le concept de médecine globale et de traitement du « terrain », qui est le plus souvent utilisé dans ce type d'approche thérapeutique, apparaît tout à fait adapté à la maladie migraineuse (comme à toutes les pathologies d'étiologie complexe), et cette façon de concevoir la thérapeutique pourrait également être envisagée en allopathie.

Ces médecines peuvent être utilisées par le migraineux seules ou en association avec un traitement classique. Les opposer les unes aux autres m'apparaît absurde car elles tendent toutes vers un seul but, le soulagement du malade, dans la mesure où les facteurs qui favorisent la survenue des crises sont nombreux ; par conséquent, toutes les méthodes qui pourront s'opposer à leur action seront utiles, ne serait-ce qu'en déstressant le migraineux, chez lequel ce facteur est un élément déclenchant principal.

Elle est fondée sur un principe énoncé au XVIIIe siècle par un physicien allemand, Hahnemann : « Pour guérir certaines affections chroniques, on doit chercher des remèdes qui provoquent ordinairement dans l'organisme humain une maladie analogue. » Appelé principe de similitude, il peut aussi s'énoncer de la façon suivante : *Similia similibus curantur*, c'est-à-dire que les semblables sont guéris par les semblables. Sur le plan pratique, en employant à des doses infinitésimales des substances qui, à fortes doses, provoqueraient des affections, on peut ainsi guérir celles-ci.

Il est donc essentiel dans l'homéopathie de bien adapter le remède au patient. C'est là où l'homéopathie n'est pas seulement une médecine de l'organe, mais une médecine de l'organisme dans son ensemble. Citons quelques produits qui peuvent être utilisés par les migraineux : *Iris Versicolor* en cas de migraines matinales, *Gelsemium* en cas de migraines ophtalmiques associé à du *Lycopodium*, *Sanguinaria* en cas de crises de migraines de week-end, *Nux Vomica* en cas de migraines digestives ou menstruelles, associé dans ce cas à du *Sepia*, etc.

On le voit, la liste peut être longue, aussi longue que la liste des types de migraines et de migraineux. De surcroît, l'homéopathie obéit à des lois de prescription à des doses variant selon le malade et les maladies : on parle ici de dilutions d'autant plus élevées que l'on veut agir sur le fond (ainsi, une crise de migraine pourra être traitée par *Nux Vomica* au dosage 7 CH, alors que le traitement de fond reposera sur de l'*Ignatia* au dosage 30 CH pris une fois par semaine). La médecine homéopathique ne se veut pas révolutionnaire, mais ses produits sont cependant considérés comme des médicaments (et, pour certains, remboursés comme tels) qui peuvent permettre une bonne alternative ou un bon complément pour alléger le traitement chimique, allopathique. De surcroît, elle respecte la règle énoncée par Hippocrate pour tout traitement et toujours valable : *Primum non nocere*, avant tout ne pas nuire.

L'acupuncture

Beaucoup plus ancienne que l'homéopathie puisqu'elle est née en Chine il y a près de trois mille ans, l'acupuncture a une efficacité reconnue depuis longtemps dans la douleur. Les travaux récents faits dans la physiologie de cette dernière et mettant en évidence les endorphines, ou morphines naturelles, qui sont augmentées après une séance d'acupuncture, ont remis à l'ordre du jour cette pratique plusieurs fois millénaire bien qu'elle soit toujours controversée.

Comme l'homéopathie, l'acupuncture considère que le symptôme n'est que l'expression d'un dérèglement général de l'organisme, lequel est en perpétuel équilibre dans une notion d'énergie vitale, la vie procédant de deux forces complémentaires et opposées : le yin et le yang. Ces deux forces circulent à travers le corps suivant des tracés ancestraux très particuliers appelés les méridiens et les axes correspondant aux différents organes. Il existe sur ce tracé de multiples points sur lesquels l'acupuncteur pourra agir en corrigeant le déséquilibre d'énergie — excès ou insuffisance de yin ou de yang — en cause dans la maladie. Là aussi, cette forme de médecine respecte l'être humain dans son ensemble, ce que recherchent de nombreux malades ; par ailleurs, de nombreux centres antidouleur ou antimigraine utilisent l'aide de cette thérapeutique avec un succès certain. Il est vrai que ce serait dommage de se priver de ce qui aide à soigner un homme sur six de cette planète (plus d'un milliard de Chinois !).

La mésothérapie

Mise au point dans les années 50 par un médecin français, le docteur Pistor, la mésothérapie consiste à injecter au niveau de la zone douloureuse une micro-injection sous-cutanée de substances antalgiques et/ou anti-inflammatoires. Son indication dans la migraine est relativement discutée, mais il semble cependant que l'on observe des résultats positifs lorsqu'il existe des participations névralgiques, notamment dans les céphalées de tension ou les migraines mixtes, c'est-à-dire compliquées de cervicalgies, céphalées que l'on observe fréquemment à partir d'un certain âge en raison de douleurs liées à l'arthrose du cou.

La phytothérapie

La phytothérapie consiste en l'utilisation de certaines plantes dont les vertus médicinales sont reconnues. Il peut s'agir de préparations magistrales, effectuées par le pharmacien, à base notamment d'aubépine, de millepertuis ou de grande camomille, qui seront absorbées sous forme de gélules ou de traitements faits d'applications d'un peu de menthol sur la tempe, procédé empirique et centenaire réactualisé récemment sous forme d'un stick d'huiles essentielles de plantes relaxantes et ayant un effet vasoconstricteur local telles que les essences de menthe et de lavande (Migranel®).

La vitaminothérapie

Selon une étude récente américaine parue dans le journal *Neurology* en 1998, la prise quotidienne de vitamine B, ou riboflavine, à fortes doses réduit la fréquence des crises, avec un effet plus discret sur l'intensité de celles-ci, à condition de la prendre pendant une période minimale de quatre mois, ce qui incite à la patience et à la tenue soigneuse d'un journal des céphalées si l'on souhaite utiliser ce traitement en pratique. Mais le bon rapport bénéfices-risques et l'excellente tolérance de la riboflavine permettent d'envisager son utilisation courante chez les patients nécessitant un traitement de fond, sans compter que les résultats obtenus sont aussi bons qu'avec d'autres médicaments plus classiques à visée prophylactique.

La kinésithérapie

Cette forme de thérapeutique, particulièrement bien indiquée chez les migraineux anxieux ou souffrant également de céphalées mixtes ou de tension, ne doit absolument pas être confondue avec la chiropraxie ou les manipulations vertébrales, qui ne sont absolument pas du ressort d'un kinésithérapeute mais uniquement d'un médecin spécialisé ; encore faut-il dire que leur indication est très sujette à caution dans la migraine (sans compter les risques, rares, mais ils existent, de complications neurologiques postmanipulation des vertèbres cervicales). En revanche, l'aide d'un kinésithérapeute attentif à la plainte et à la demande du patient, qui sera à son écoute et pourra, de par son travail, l'aider à détendre les muscles qui finissent par être contractés au niveau du cou et des épaules à la suite des crises de migraine, pourra être précieuse.

Relaxation et biofeedback

Nous entrons là dans le domaine de la prise en charge globale de la douleur dans un cadre qui est le plus souvent inclus à l'intérieur d'une gestion psychothérapeutique de celle-ci. Il s'agit de faire participer soit de façon passive — relaxation individuelle, yoga, sophrologie avec apprentissage de la respiration abdominale par exemple —, soit de façon active — sports détendants tels que la natation, le golf, le tir à l'arc, etc. —, le patient à sa propre prise de conscience de ce qui se fait sentir dans son corps lorsqu'il est anxieux ou stressé et de lui permettre d'apprendre à faire diminuer cette tension nerveuse.

Si cette forme de thérapeutique n'a pas un résultat immédiat dès la première séance, son bénéfice au fur et à mesure de l'apprentissage ira grandissant d'autant plus qu'il existera un climat de confiance avec l'« enseignant » ; les facteurs de stress générateurs de migraine iront ainsi en diminuant.

C'est aussi le but du biofeedback, qui consiste à apprendre progressivement à un sujet à prendre conscience d'une constante physiologique (« bio ») telle que le pouls, la tension ou la température cutanée par l'intermédiaire d'un enregistrement par un capteur de cette constante qui se reflète en boucle (« feedback ») sur un écran ou par haut-parleur — le son variant alors en intensité selon que la constante augmente ou diminue. Cette forme de conditionnement s'apprend en général en milieu hospitalier, mais le sujet peut la poursuivre ultérieurement chez lui de façon à savoir rapidement gérer son propre stress et, partant, à le dominer lorsqu'il se produit, ce qui lui permettra de mieux contrôler l'apparition de migraines.

Citons ici rapidement, car elles ont des indications bien précises, les différentes formes de psychothérapie dont un migraineux, comme tout un chacun, peut bénéficier : psychothérapie de soutien, cognitive, comportementale ou de type dit analytique. Rappelons sur ce dernier point que Freud lui-même était migraineux et considérait que la migraine était l'extériorisation physique d'une hostilité inconsciente envers une personne aimée consciemment. Plus récemment, ce raisonnement a été, dans les années 80, repris par le neurologue américain Oliver Sachs selon un mécanisme qui serait celui d'une autopunition, toujours inconsciente, mais sans grand écho dans le corps médical, car il semble bien avéré qu'une psychothérapie ou une psychanalyse sont des formes de traitement, non médicamenteux, non limité à la migraine mais au contraire à l'état psychologique global et aux problèmes de personnalité sous-jacents qui peuvent exister chez un individu.

Cela n'enlève rien, cela dit, à l'importance fondamentale des liens qui vont se tisser entre un migraineux et son médecin, ce fameux rapport médecin-malade avec son mécanisme de transfert qui permettra une meilleure prise en charge par les deux, voire les trois — car l'entourage n'est pas anodin — parties en présence dans la maladie migraineuse. Ce type de prise en charge auquel chacun participe est notamment utilisé dans les centres antimigraineux américains, où cette collaboration de tous les partenaires en présence de la maladie est un gage précieux de sa disparition. Mais cela est valable quel que soit le type de thérapeutique, médicamenteuse ou non, que l'on a mis en route pour lutter contre la migraine.

La chirurgie contre la migraine

Pour ceux qui sont vraiment décidés à tout tenter, même si cela n'est pas anodin, il existerait une opération de chirurgie esthétique du visage correspondant à une résection du muscle des paupières (*corrugator supercilii*) qui ferait disparaître les migraines. Selon un chirurgien de l'Ohio, qui a publié dans une très sérieuse revue, *Plastic Reconstruction Surgery*, cette opération libérerait le nerf trijumeau qui serait pincé au niveau de la paupière par le muscle en question, ce qui provoquerait la migraine. Des tests avec une substance anesthésique provoquant le blocage du fonctionnement du *corrugator supercilii* sont en cours actuellement mais ne verront le jour que dans deux à quatre ans.

Plusieurs études ont souligné toute l'importance d'une bonne hygiène de vie chez les migraineux. Ainsi, ces derniers se montrent en particulier très sensibles aux facteurs de stress, quelle qu'en soit la cause, et il est donc avéré qu'éviter ces derniers ou les combattre est un bon, voire un excellent moyen, non médicamenteux, de réduire le nombre et l'intensité des crises migraineuses.

Prendre ou garder l'habitude d'avoir de façon hebdomadaire une activité physique relaxante, telle que la marche ou le vélo tout simplement (mais d'une durée d'une heure minimum), devrait ainsi faire partie de la façon de vivre de tout migraineux. Rappelons à ce sujet que c'est aussi un excellent moyen de réduire les facteurs de risque cardio-vasculaires.

Savoir faire des pauses de façon régulière pendant ses horaires de travail est très important : au niveau chronobiologique, cela permet de réduire l'augmentation progressive du stress qui apparaît dans de nombreuses études comme le premier facteur déclenchant des crises de migraine.

Savoir apprendre à se relaxer, quelle que soit la méthode employée, est un apport non négligeable quand on veut faire diminuer la fréquence de ses crises de migraine. Cet apprentissage peut apparaître fastidieux au début, mais le jeu en vaut la chandelle puisqu'on observe chez ceux qui l'ont fait une diminution de plus de 50 % des migraines.

Se nourrir de façon régulière, sans sauter de repas et en respectant quelques règles alimentaires simples doit faire partie de l'hygiène de vie de tout migraineux.

Avoir un bon sommeil est important : l'abus ou l'habitude des somnifères est extrêmement préjudiciable aux migraineux qui devraient mieux connaître leurs propres rythmes de sommeil naturel : il est facile pour chacun de savoir si on est « du matin ou du soir » et de respecter ce cycle que nous avons tous de façon innée. Éviter aussi les grasses matinées comme les couchers trop tardifs (surtout s'ils ont été précédés d'une prise d'alcool ou de tabac — même s'il s'agit d'un tabagisme passif ; le migraineux doit pouvoir faire respecter par son entourage ce qui lui est nuisible : la migraine n'est pas une maladie honteuse —) fait aussi partie des règles à suivre si l'on veut éviter d'avoir des crises.

En fait, tout ce qui permet d'améliorer l'hygiène de vie est bénéfique pour les migraineux et cela de façon beaucoup plus importante qu'on ne le pensait auparavant : ceux et celles qui veulent éviter de prendre des médicaments devraient en faire bon usage.

Par ailleurs, une meilleure connaissance de sa maladie chez le migraineux, grâce à un bon rapport médecin-malade, a fait la preuve que le migraineux sait mieux contrôler ses crises, en a donc alors moins peur parce qu'il sait quoi faire : quel médicament utiliser, quand et comment, les dangers de la surmédicamentation et la conscience des facteurs déclenchants dont il faut se protéger. Ce rôle du malade dans sa propre prise en charge apparaît comme un facteur très important.

10

La plurithérapie, une nouvelle approche pour guérir la migraine

Concepts traditionnels des traitements de fond antimigraineux

Un traitement de fond antimigraineux, qui est un traitement préventif destiné à réduire la fréquence et l'intensité des crises de migraine, est indiqué chez les migraineux qui souffrent plus de deux ou trois fois par mois ou dont le handicap fonctionnel se révèle trop lourd. Mais, jusqu'il y a peu, ces traitements de fond reposaient sur ce que l'on appelle le principe de la monothérapie, c'est-à-dire l'utilisation d'un seul médicament antimigraineux à des doses croissantes pendant plusieurs mois ; en cas d'échec de ce médicament, il fallait renouveler la procédure avec une autre molécule médicamenteuse toujours donnée de manière isolée.

En dehors de l'aspect très lourd pour le patient sur le plan psychologique, qui a un peu l'impression de servir de « cobaye », il se produit le plus souvent deux phénomènes. Le premier est un découragement tout d'abord du patient, qui après trois ou quatre essais infructueux aura l'impression, comme son thérapeute, d'avoir « tout essayé » même si cela ne repose sur aucune base scientifique. Le second est la possibilité d'avoir tout d'abord pendant quelques mois un résultat positif, mais qui s'amende plus ou moins rapidement en raison d'une accoutumance au médicament, ce qui donne l'impression au patient que « finalement rien ne marche, ça ne sert à rien de poursuivre ». Et l'on se retrouve dans le cercle vicieux trop connu : échec thérapeutique = processus dépressif = perte de confiance dans les thérapeutes et les thérapeutiques = absence de volonté de se guérir, qui touche près de la moitié des migraineux.

Or la migraine n'est pas un processus simple, nous l'avons vu, mais multifactoriel : elle est faite de plusieurs éléments qui cohabitent et interagissent, que ce soit au niveau de la crise ou au niveau du substratum de la maladie migraineuse en période intercritique. Ces éléments, qu'ils soient génétiques, vasculaires, sanguins, nerveux, chimiques ou hormonaux ne sont pris en compte qu'isolément dans les traitements de fond classiques, fondés sur la monothérapie. Qu'il s'agisse des bêtabloquants, des antisérotoninergiques ou des antidépresseurs par exemple, aucun d'entre eux ne représente à lui tout seul un traitement « miracle » de la maladie migraineuse.

C'est là le reproche que l'on peut faire aux études portant sur l'efficacité d'un de ces traitements, quel qu'il soit, par rapport à un placebo ou à un autre, appliqué de manière tout aussi isolée : on retrouvera toujours un résultat positif à court terme, mais exceptionnelles sont les études qui portent sur le long terme (plus d'un à deux ans). Il faudrait donc en conclure que, si la monothérapie en tant que traitement de fond de la migraine peut être efficace, elle ne le sera que chez les migraineux légers, n'ayant de surcroît aucun facteur extérieur susceptible de compliquer leur maladie migraineuse (tel qu'une arthrose du cou, des antécédents traumatiques ou des troubles hormonaux).

Les principes de la plurithérapie

La plurithérapie n'est pas un concept récent en médecine. De nombreuses pathologies bénéficient de cette forme de traitement qui consiste à associer plusieurs médicaments entre eux pour obtenir un résultat positif sur une maladie composée de plusieurs facteurs causals que nous pourrions appeler facettes physiopathologiques.

Un exemple tout simple et extrêmement courant est celui que nous pouvons observer chez les personnes souffrant d'une crise de sinusite d'origine infectieuse : le traitement qui va être appliqué, de façon tout à fait classique et admis par la faculté, aura pour but d'agir de façon simultanée — et cela est capital — sur les différentes facettes qui composent le concept de sinusite infectieuse. Il s'agira bien évidemment d'antibiotiques pour agir sur le germe responsable de l'infection, mais aussi d'anti-inflammatoires contre l'inflammation avec œdème des muqueuses, d'antalgiques pour agir contre la douleur, antalgiques associés eux-mêmes à des médicaments contre la fièvre, ou antipyrétiques ; sans compter les médicaments donnant au patient un meilleur confort : gouttes nasales désinfectantes, vitamine C, éventuellement Ultra-levure pour éviter les complications digestives liées aux antibiotiques, etc.

Dans cet exemple, on comprend aisément pourquoi une monothérapie n'utilisant qu'un seul de ces différents médicaments ne permettrait pas de guérir le malade alors que la plurithérapie va permettre d'obtenir une guérison en moins de dix jours sans complications.

Un exemple plus médiatique et qui a révélé au grand public ce concept de plurithérapie est celui de la trithérapie employée dans le syndrome d'immunité déficitaire acquise, ou sida. Si des progrès constants sont en effet observés chaque jour dans cette terrible maladie, son pronostic global a été révolutionné par l'usage concomitant des différents médicaments jusqu'alors utilisés de manière isolée et/ou successive.

Un autre exemple enfin qui se rapproche de la migraine est celui de la maladie asthmatique, qui a longtemps été considérée, de la même façon, comme une maladie psychosomatique alors que l'on sait maintenant qu'il s'agit aussi d'une maladie plurifactorielle : facteurs génétique, d'irritation bronchique, allergique, de stress, etc. Un asthmatique est donc maintenant pris en charge pour tous ces facteurs en même temps et non pas séparément, de manière qu'il puisse vivre normalement sans crise d'asthme, et ce au long terme, après un traitement plurithérapeutique de durée variable mais limité dans le temps de façon à l'amener à la guérison.

Pourquoi donc la plurithérapie dans la migraine, alors que son étude a fait l'objet, sous l'impulsion de quelques chercheurs polonais, américains et français, de plusieurs publications scientifiques tout à fait en sa faveur, rencontre-t-elle une telle inertie au niveau du corps médical ? Peut-être faut-il en chercher la cause ou plutôt les causes dans le caractère bénin trop souvent appliqué à la migraine, dans les dogmes hospitalo-universitaires datant de plusieurs décennies mais toujours enseignés ou dans la non-collaboration entre les laboratoires pharmaceutiques, qui préfèrent, chacun de leur côté, vanter les mérites de leur molécule.

De telles attitudes ont pourtant disparu dans des affections aussi courantes que la migraine telles que l'hypertension artérielle, où les laboratoires fabriquent eux-mêmes, en collaboration avec des spécialistes hypertensiologues, des médicaments mélangeant dans le même comprimé plusieurs principes thérapeutiques (ainsi certains antihypertenseurs réunissent-ils à la fois une substance — par exemple un bêtabloquant — qui va jouer sur le système nerveux végétatif responsable du spasme chronique des artères et une autre — un diurétique — qui va baisser, en faisant uriner, le volume sanguin et la pression qu'il exerce).

On est loin, dans la migraine, de ces plurithérapies qui n'associent même plus deux médicaments de deux laboratoires différents, mais mettent deux principes thérapeutiques dans un seul pour agir sur deux facteurs causals d'une maladie. On en reste encore à l'usage dépassé de médicaments isolés tentés les uns après les autres, sans du tout prendre en compte le fait que la migraine est une maladie qui dépend de plusieurs facteurs et sans tenir compte, ce qui me paraît tout aussi important, de la lassitude et du découragement du malade migraineux qui, quant à lui, ne demande qu'une chose : être soulagé le plus vite possible, et ce de manière durable. La confiance qu'il met pour cela dans les mains des thérapeutes devrait faire réfléchir ces derniers à l'« utilité » de théories devenues obsolètes (et peut-être à l'article 16 du code de déontologie médicale qui dit que tout médecin doit se tenir régulièrement informé des progrès de la science et de son art).

Le principe de la plurithérapie est pourtant d'ores et déjà accepté et recommandé par les migrainologues dans le traitement de la crise aiguë de migraine. En effet, lors de celle-ci, il n'existe pas que la douleur qui handicape le malade, mais des signes accompagnateurs, notamment digestifs — qui font d'ailleurs partie des critères du diagnostic de migraine devant une céphalée —, augmentent ce handicap, allant même parfois jusqu'à prédominer dans le malaise par rapport à la douleur. Parmi ces signes digestifs, les nausées et les vomissements sont parmi les plus fréquents ; ils correspondent à une stase, c'est-à-dire à un ralentissement, voire à un arrêt complet de la motricité de l'estomac, qui ne se vide plus.

Sur le plan thérapeutique, on comprend aisément

que, dans ces conditions, des médicaments antimigraineux pris sous forme de comprimés, même dès le début de la crise, puissent ne pas agir, puisqu'ils ne parviennent pas à dépasser l'estomac et à arriver jusqu'au système digestif situé plus bas, au niveau colique, où ils devraient être absorbés. Ce mécanisme une fois compris, les migrainologues — et tous les traités modernes portant sur la thérapeutique de la migraine — conseillent d'associer en cas de crise de migraine un antivomitif (ou antiémétique) au traitement antimigraineux par lui-même.

Nous avons nous-même été à l'origine, de la même façon que nous avons vu plus haut, dans le traitement de l'hypertension artérielle, la possibilité d'associer dans un même comprimé deux produits actifs différents, d'un médicament antimigraineux à action rapide associant une forme soluble d'aspirine et un antiémétique, le métoclopramide, ce qui permettait au migraineux d'être soulagé en une seule prise. Ce médicament a connu un succès certain puisqu'il a été commercialisé par plusieurs laboratoires depuis notre expérience initiale (faite dans les locaux du premier centre antidouleur français, il y a de cela vingt ans déjà).

Notre expérience nous incite à adopter le même type de raisonnement thérapeutique en matière de traitement de fond de la migraine. Peut-être un schéma sera-t-il plus utile qu'un long discours pour cela.

Si la migraine correspondait au schéma suivant :

Cause unique ⟶ Maladie migraineuse

le traitement par monothérapie serait justifié (et correspondrait aux théories anciennes encore préconisées par de nombreux auteurs).

Mais la réalité est différente, et il vaudrait mieux concevoir le schéma suivant :

Cause vasculaire, Cause sanguine, Cause névralgique, etc.	} Facteurs multiples	⟶	Maladie migraineuse

Dans ces conditions, qui semblent, selon toutes les études physiopathologiques menées depuis dix ans, beaucoup plus probables, un traitement antimigraineux de fond ne sera efficace que s'il agit conjointement sur toutes les différentes causes (sans oublier la prévention des facteurs déclenchants) ; la plurithérapie apparaît donc ici beaucoup plus justifiée et reposer sur des bases théoriques solides.

Ainsi, associer une molécule agissant au niveau vasculaire (alpha ou bêtabloquants par exemple), une autre agissant au niveau de la sérotonine et des plaquettes sanguines (tel qu'un antisérotoninergique) et enfin une dernière agissant au niveau neuronal (amitriptyline ou clonazépam) semble logique dans un traitement de fond bien conduit puisque cette association joue sur tous les facteurs que nous venons de voir dans le schéma plus haut. Mais elle se heurte visiblement à des préjugés de doctrine et de chapelles, puisque les premières études sur ce thème datent elles aussi d'il y a vingt ans — études américaines notamment — et que la théorie de la monothérapie fut sérieusement prise à partie il y a treize ans par une étude polonaise, sans que cela entraîne des modifications notables des habitudes des prescriptions.

De surcroît, la mise sur le marché il y a dix ans du premier triptan, le sumatriptan, a masqué ce début de recherche en focalisant les efforts des chercheurs et des cliniciens sur un traitement de la crise qui apparaissait révolutionnaire et permettait de répondre à la première demande de tout migraineux : « Donnez-moi quelque chose qui me soulage tout de suite. » Les intérêts médiatiques et commerciaux allaient alors se combiner pour mettre sous le boisseau les nouvelles théories naissantes du traitement de fond de la maladie migraineuse, visant à faire disparaître celle-ci et non seulement à supprimer les crises. Ce n'est que depuis deux ans qu'on se penche sur le problème réellement fondamental de la migraine, devant le coût énorme de ces nouveaux traitements de crise — qui ont d'ailleurs trop souvent fait oublier que d'autres traitements de crise existaient auparavant et qu'ils étaient tout aussi efficaces lorsque leur indication était bien posée et leur prise correctement faite. Peut-on supprimer l'apparition des crises grâce à un traitement de fond efficace et non seulement résoudre ces dernières lorsqu'elles surviennent, sans qu'on ait cherché à prévenir cette apparition ? En un mot, y a-t-il possibilité de « guérison » de la migraine grâce à une vision plus large et nouvelle de la prise en charge thérapeutique de la maladie migraineuse qui tienne compte de tous ses aspects : la plurithérapie ? Les articles conseillant l'association de plusieurs antimigraineux différents, en cas de migraines difficilement traitables ou de handicap lourd, recommencent à se multiplier, mais une théorie globale reste encore à effectuer, validant et officialisant la plurithérapie comme elle l'est dans la tuberculose, l'asthme, certaines maladies infectieuses ou le sida, ainsi que nous l'avons vu plus haut.

Un détail important est à souligner : la plurithérapie, qui correspond à un traitement associé de plusieurs causes concomitantes d'une même pathologie, traitement cohérent et logique par conséquent, ne doit absolument pas être confondue avec l'accumulation désorganisée de plusieurs traitements sans soubassement théorique sérieux que l'on appellera la multi-, ou polythérapie. Dans cette dernière, tout ce que l'on encourt est l'accumulation des effets secondaires de chacune des substances en cause sans que pour autant l'association de celles-ci soit plus efficace.

Un autre détail, mais positif celui-ci : dans le cadre d'une plurithérapie bien conduite, on peut utiliser des médicaments dont l'usage simultané augmente l'effet de chacun d'entre eux. C'est ce qu'on appelle la potentialisation. Celle-ci est bien connue en médecine : elle correspond à la multiplication des bénéfices des différentes substances au lieu de leur simple addition (elle existe aussi dans le sens inverse : ainsi, on évitera en général de prescrire de l'aspirine en même temps que des anti-inflammatoires, leurs effets étant potentialisés et donc agressifs pour l'estomac).

Nous disposons dans le traitement de la migraine de deux médicaments très importants aux effets extrêmement bénéfiques : les bêtabloquants — et notamment celui de référence, le propranolol — et certains antidépresseurs appelés tricycliques — en particulier l'amitriptyline. Les premiers jouent sur le facteur vasculaire de la migraine, les seconds sur le facteur nerveux. Or, et cela a été prouvé depuis 1980 par une équipe de chercheurs de Grande-Bretagne, l'amitriptyline potentialise, même donnée à très faibles doses (2 à 10 milligrammes soit deux à dix gouttes de produit seulement — alors qu'en théorie classique ce produit n'est actif qu'à partir de doses beaucoup plus importantes, de l'ordre de 30 à 60 milligrammes, voire plus), l'effet antimigraineux du propranolol de manière tout à fait notable sur la fréquence comme sur l'intensité ou la sévérité des crises. Cet effet de potentialisation, bénéfique déjà en lui-même, permet en outre de réduire la posologie du propranolol et donc d'en diminuer le risque d'effets secondaires éventuels (hypotension, fatigue, prise de poids) quand il est donné à fortes doses.

Le phénomène de potentialisation n'est qu'un exemple parmi d'autres des bénéfices obtenus par la plurithérapie. Un autre phénomène existe dans cette forme de thérapeutique : l'absence d'accoutumance — c'est-à-dire la diminution des effets bénéfiques du produit quand il est donné à la même dose pendant plusieurs mois — sur les différentes molécules qui vont être utilisées pendant une durée non négligeable (puisqu'elle est de l'ordre de plusieurs mois consécutifs), ce qui va permettre d'aboutir à un résultat positif à la fois rapidement et durablement, cela amenant progressivement le migraineux à être débarrassé de ses migraines et permettant ainsi de réduire puis d'arrêter le traitement tout en gardant le bénéfice acquis. Ne plus avoir de migraines, c'est bien ; ne plus avoir ni migraines ni médicaments, c'est encore mieux. C'est là tout le pari de la plurithérapie.

Certains auteurs objecteront qu'avec la plurithérapie on ne peut plus savoir quel est le médicament qui est le plus efficace puisque son action est « noyée » dans la masse. Si la question est juste dans le principe, la réalité est différente : tout d'abord, la plurithérapie ne s'adresse *a priori* qu'à des migraineux sévères et qui ont déjà suivi plusieurs tentatives thérapeutiques sans succès dans leurs antécédents ; par ailleurs, elle répond à un schéma théorique logique de prescription, comme nous venons de l'expliquer ; enfin, sur un plan humain, il serait temps de cesser de ne voir dans le migraineux qu'un « cobaye virtuel » sur lequel on va tester des molécules diverses et successives sans tenir compte de son vécu de malade souffrant dont la patience et le moral sont souvent bien mis à mal par ces essais successifs infructueux ou seulement temporairement actifs. Mieux vaut garder à l'esprit que le migraineux est quelqu'un qui demande, parfois désespérément, de l'aide et que le plus important est de répondre à sa demande, donc de le soulager au plus tôt. C'est cela qui est important.

Un dernier point, enfin, qui résulte de ce qui précède et qui est loin d'être négligeable : la plurithérapie dans le traitement de fond des migraines sévères permet des économies de santé qui ne sont pas négligeables, car les monothérapies successives entraînent une répétition des consultations et une augmentation des prescriptions sans obtenir autre chose que des rémissions passagères. Par ailleurs, les patients qui sont traités dans de telles conditions finissent souvent par s'inquiéter de leur état persistant, malgré le traitement qui leur est administré, et par demander des examens complémentaires souvent onéreux tels que le scanner ou la résonance magnétique nucléaire qui n'ont ici en fait d'autre utilité que de les rassurer. Ces derniers n'hésitent pas — il faut bien le dire — à changer de médecin si le leur cherche à leur faire entendre raison et leur refuse ces examens. Tout cela alourdit d'autant plus le « panier de soins » et coûte cher à la communauté, via le biais de la Sécurité sociale, dans des proportions que des études actuelles montrent étonnamment élevées ; ainsi une plurithérapie bien menée, sans examens complémentaires, semble être cinq à dix fois moins onéreuse que des monothérapies successives.

11

La non-guérison ou les causes de résistance au traitement

Il existe dans la migraine de nombreuses raisons à ce qu'un traitement antimigraineux ne donne pas les résultats escomptés. Ces résultats, qui portent sur la diminution de fréquence, d'intensité et de durée des crises, devraient aboutir normalement à la disparition de celles-ci. Or ce n'est que rarement le cas. Cela amène thérapeutes et malades à se dire : « La migraine, c'est incurable » ; « On a tout essayé, il n'y a rien à faire » ; « Quand on est migraineux, c'est pour la vie », toutes phrases qui ne relèvent que du passé, quand il n'y avait pas encore de traitements antimigraineux efficaces, ou d'un fatalisme de mauvais aloi.

On a plus avancé, rappelons-le, dans la migraine en vingt ans qu'en vingt siècles et en cinq ans qu'en vingt ans. De la même façon que la maladie de Hodgkin, incurable encore dans les années 70, a vu son pronostic de guérison passer en quelques années à plus de 90 % (sans pour autant, bien sûr, que l'on ait fait disparaître l'apparition de la maladie, mais on sait la traiter maintenant), de même, la migraine peut suivre une évolution similaire. Il s'agit « seulement » de faire bouger les mentalités des thérapeutes comme des malades, de mieux faire connaître les progrès réalisés, de diffuser cette connaissance dans le public et de mieux former les médecins à ce symptôme qu'est la céphalée. Pour l'instant, tous les échecs constatés dans les traitements de fond de la migraine trouvent une explication, nous allons le voir, et n'autorisent pas l'opprobre porté sur le terme de guérison dans cette maladie.

La non-observance thérapeutique

Un traitement de fond antimigraineux est un traitement qui doit être l'objet d'un consensus, c'est-à-dire d'une collaboration entre le médecin et le malade. Le premier doit bien peser les indications de la mise en route d'un tel traitement (fréquence des crises trop élevée, handicap trop lourd), qui n'est pas un traitement facile *a priori* puisqu'il devra être pris tous les jours. C'est le problème pour le second, qui ne suivra cette règle que si on lui a bien expliqué, en y prenant le temps, notamment lors de la première consultation, l'intérêt, le but, les effets secondaires éventuels — et comment les éviter — et la façon de le suivre. Si le malade n'est pas tenu au courant de tout cela, ou s'il ne lui est pas possible de joindre facilement, en cas de problème, son médecin pour résoudre celui-ci, on aboutira rapidement à ce que l'on appelle une « non-observance thérapeutique ».

Ce phénomène, constaté dans tous les traitements des maladies chroniques — telles que l'asthme, l'obésité, le tabagisme, le diabète ou l'hypertension artérielle —, repose essentiellement non sur une faute volontaire du patient, mais sur une mauvaise collaboration avec son médecin. Ce n'est que si celle-ci est correcte, avec une information bilatérale (le médecin donnant des conseils, le malade le tenant au courant des effets), que l'on obtiendra un résultat satisfaisant. Il n'est pas facile pour quiconque de suivre un traitement de façon quotidienne et, de plus, sur une durée prolongée. Cela ne le sera que si l'on est motivé, informé et partie prenante. Je crois sincèrement que la fameuse relation médecin-malade est un facteur essentiel dans la guérison de la plupart des pathologies, si somatiques soient-elles. La confiance que nous plaçons en notre médecin doit trouver sa source dans une considération réelle du malade par celui-ci. Un proverbe anglais dit « perte d'argent, perte banale ; perte d'ardeur, perte fatale ». La perte d'ardeur est justement la pierre de touche des échecs thérapeutiques le plus souvent observés. On se lasse de prendre un ou plusieurs comprimés par jour si l'on n'est pas stimulé par des résultats concrets observables. C'est ainsi que, dans la migraine, les carnets d'observance, où l'on consigne jour après jour l'absence ou la survenue, qui va normalement en se raréfiant, de crises avec tous les détails (intensité de la crise, heure de survenue, durée, importance du traitement de crise nécessaire) sont un outil précieux pour s'automotiver à bien suivre son traitement. L'encouragement répété de la part de son thérapeute est également indispensable. S'ils n'existent pas, on oubliera d'autant plus facilement la prise d'un puis de plusieurs comprimés de médicaments, on oubliera les règles d'hygiène de vie, on se fondera uniquement sur l'efficacité des traitements de crise pour finir par se dire : « Après tout, ça ne sert à rien d'essayer, c'était perdu d'avance. »

Répétons donc encore une fois qu'une réelle communication entre le médecin et le malade – communication personnalisée – est la clé définitive du succès du traitement.

Un traitement mal adapté

Tout traitement antimigraineux est individuel et doit être adapté au type de migraine que présente le migraineux qui souffre ainsi qu'à son « terrain », pour parler comme les homéopathes, c'est-à-dire son âge, son poids, ses capacités intellectuelles, ses habitudes de vie, ses intolérances médicamenteuses, ses contre-indications, les médicaments qu'il prend par ailleurs, sa personnalité, etc.

L'adaptation du traitement au malade doit être étudiée dès la première consultation, grâce aux renseignements recueillis à la suite d'un interrogatoire détaillé (que les anciens manuels de médecine appelaient « policier ») permettant d'éviter des erreurs de mise en place thérapeutique qui conduiraient inéluctablement à un résultat négatif, à des effets secondaires et donc à un arrêt du traitement.

Il n'existe pas de « menu type » en matière de traitement de la migraine ; il n'existe que des traitements plus ou moins efficaces selon qu'on les aura plus ou moins bien prescrits en fonction du patient, dont les « préférences » médicamenteuses doivent absolument être prises en compte.

Une durée de traitement trop courte

Le traitement d'une maladie migraineuse nécessite une durée minimale pour être efficace. Bien des migraineux se découragent au bout de quelques mois, arrêtant alors leur traitement et rechutant à ce moment, ce qui induit une impression d'incurabilité. Celle-ci est totalement fausse. Mais il ne faut pas oublier les lois de la nature, à une époque où l'on est trop habitué aux traitements « minute » ou aux traitements « miracles ». Ainsi, dans une maladie totalement différente, plus bénigne mais tout aussi douloureuse, prenons par exemple la sinusite d'origine infectieuse, un traitement par antibiotiques, s'il est adapté, sera rapidement efficace et soulagera le malade au bout de quelques jours, trois ou quatre en général ; mais, si l'on arrête le traitement à ce moment devant le résultat positif obtenu, ce dernier ne sera que transitoire et la rechute inéluctable. Une sinusite infectieuse nécessite au moins dix jours de traitement. En matière de migraine, ce n'est pas en jours que cela se compte mais en mois. À maladie plus lourde, traitement plus lourd.

C'est la comparaison que je donne à mes patients pour les encourager à aller au bout de leur traitement et à ne pas s'arrêter en route. Selon un vieil adage tiré de La Fontaine : « Il ne faut pas vendre la peau de l'ours avant de l'avoir tué. »

Un traitement trop simple

Répétons-le, il n'existe pas de traitement miracle ni de « menu type » dans la migraine. Cette affection est complexe et nécessite une recherche thérapeutique importante dans sa genèse pour la guérison du malade. Si l'on n'utilise qu'un seul type de traitement antimigraineux alors qu'il y a plusieurs facteurs en cause, on aboutira automatiquement à un échec. Le traitement de maladies comparables telles que l'asthme ou l'hypertension artérielle montre qu'une monothérapie isolée ne donne en général que des résultats temporaires aboutissant soit à une accoutumance au traitement avec un phénomène d'échappement thérapeutique, soit à une rechute pure et simple malgré la poursuite du traitement, ce qui décourage le malade et l'incite à ne pas tenter de nouveaux traitements.

Les effets secondaires

Bien des traitements antimigraineux sont abandonnés en raison d'effets secondaires vécus comme encore plus désagréables que la migraine elle-même. Il s'agit essentiellement de troubles digestifs à type de nausée, de troubles du sommeil avec une somnolence diurne et enfin de prise de poids. Tous ces effets peuvent être limités si l'on utilise correctement les traitements de fond antimigraineux. Rappelons l'adage : « À la bonne dose, au bon moment, chez le bon patient. » Avant toute mise en route d'un traitement antimigraineux il faudra tenir compte de l'âge du patient, de sa corpulence et de ses sensibilités médicamenteuses déjà connues. Ainsi, les bêtabloquants n'entraînent pas systématiquement de fatigue si l'on fait attention à la posologie, qui doit viser le minimum nécessaire ; les antidépresseurs doivent viser le même objectif et être donnés avec parcimonie si l'on veut éviter prise de poids et/ou somnolence (des doses infimes peuvent souvent largement suffire — ils sont ainsi utilisés dans les centres antidouleur pour les douleurs chroniques) ; les antisérotoninergiques ne provoqueront pas d'insomnie ni de crampes s'ils sont donnés en respectant une posologie lentement progressive, ainsi qu'il est recommandé par les laboratoires, etc.

Mais le principal écueil, qui est la modification, voire l'arrêt en automédication par le patient de son traitement sera évité si l'on a auparavant, lors de la consultation initiale, prévenu celui-ci des premiers signes possibles — et non probables, car le pessimisme ne doit pas être de règle — d'effets secondaires. D'une part il pourra contacter sans retard son thérapeute de façon à être rassuré et savoir ce qu'il doit faire, d'autre part il ne s'inquiétera pas de ces effets. Pour leur très grande majorité, ils sont temporaires et disparaissent en l'espace de quelques jours : le temps que l'organisme se soit accoutumé au traitement (cela est facilité par un respect des règles de la chrono-thérapeutique — cette dernière correspondant à la prise des médicaments aux heures qui leur sont propices : ainsi les bêtabloquants sont plutôt pris le matin, les antisérotoninergiques au dîner, les antidépresseurs au coucher, même si leur dose est minime). Une hydratation suffisante du patient est nécessaire : un adulte doit boire au minimum un litre et demi, voire deux litres par jour pour être correctement hydraté et permettre l'élimination rénale correcte des métabolites, c'est-à-dire des dérivés sanguins des médicaments, de façon qu'il n'y ait pas d'effets secondaires iatrogènes (provoqués par le traitement).

L'effet nocebo : à trop lire les notices...

Il existe dans tout traitement un effet placebo, connu depuis l'Antiquité et toujours mystérieux de nos jours, bien que l'on ait pu mieux le définir : un traitement bien vécu (qui aura donc été bien présenté au malade par son médecin, entre autres facteurs) sera plus efficace qu'un traitement pris à contrecœur : en d'autres termes, pour que cela marche, il faut que le malade « croie » à son traitement. De même, il existe un effet nocebo, que nous pourrions résumer par la formule : « Un traitement qui fait peur est un traitement mal suivi et/ou peu efficace. »

C'est tout le problème de l'information médicale du malade. Celle-ci ne se résume pas à ce que son médecin lui aura dit en rédigeant l'ordonnance mais comprend aussi la vulgarisation mal contrôlée de la médecine par certains médias — plus soucieux de sensationnel que de réalité. Cette vulgarisation va croissant par le biais des nouvelles formes de communication (Internet par exemple) et la lecture des notices d'information que les laboratoires ont l'obligation de mettre dans chaque boîte de médicaments. Sur ces notices sont toujours indiquées les possibilités d'effets secondaires, les contre-indications et les éventuels incidents et/ou accidents qui ont pu être observés avec la molécule. Ce que le malade ne sait pas toujours, c'est que, même si ces possibilités sont infimes, la loi oblige, à partir du moment où il y a eu ne serait-ce qu'une fois une observation de ce type lors des essais cliniques, à ce qu'elle soit mentionnée sur la notice. Hypocondriaques et anxiophobiques s'abstenir, par conséquent !

Le consumérisme et la législation médicale vont actuellement dans le sens d'une meilleure information du patient par le médecin, cela de façon quasi obligatoire (avec une certaine déviance à l'américaine, où les procès médicaux font florès, de même que s'envolent les primes d'assurance de responsabilité civile des médecins). Comme toute arme, cette information du malade est à double tranchant : bénéfique et souhaitable afin d'éviter des abus et des accidents liés à la négligence des médecins, elle peut être négative lorsqu'elle est faite de façon abstraite, sans commentaire ni relativisation ; par exemple, les migraineux utilisent très souvent des antalgiques contenant de la noramidopyrine, substance qui peut être à l'origine d'accidents sanguins gravissimes, comme l'Optalidon®, qui a eu de ce fait une très mauvaise presse auprès des pharmaciens, qui le déconseillent volontiers aux malades — pour éviter toute prise de responsabilité — en effrayant ces derniers ; mais ils oublient ou ne connaissent pas le risque réel, qui est infime (0,5 pour un million, chiffre validé par l'OMS) grâce à la modification de la formule chimique de ce médicament qui a eu lieu il y a plus d'une dizaine d'années.

Les risques mentionnés sur les notices sont souvent d'une fréquence de cet ordre, mais la loi oblige à les citer tout de même. C'est pourquoi, si un patient est effrayé par une notice et s'inquiète alors à l'idée de prendre le médicament, c'est qu'il n'est pas assez informé par son médecin. C'est dire toute l'importance de la relation médecin-malade et la confiance qui est accordée au thérapeute ; il faut donc que ce dernier en prenne conscience et n'infantilise pas son patient en lui prescrivant des médicaments — substances chimiques étrangères à l'organisme — sans les avoir expliqués ou commentés. On évitera ainsi l'effet nocebo.

Le médecin ne doit pas hésiter à remettre son diagnostic initial en cause si, lorsqu'il a prescrit un traitement qui devrait être adapté et efficace, il n'observe pas l'amélioration attendue. L'erreur est humaine, le malade le comprendra aisément, et la médecine est un art, non une science exacte. Tout le problème réside dans le fait de savoir quand il faut remettre en question le diagnostic ; je crois, pour ma part, que c'est essentiellement le vécu du patient qui doit guider le médecin, sans que pour cela l'impatience guide le malade. Revoir ce dernier en consultation pour mieux l'examiner et/ou prescrire des examens complémentaires devant une migraine résistante après quelques semaines de traitement *a priori* bien conduit semble être un exemple de bonne pratique médicale. Car ce n'est que quand le diagnostic aura été soit infirmé — et l'on modifiera alors le traitement dans la bonne direction —, soit confirmé — et il s'agira alors de trouver une thérapeutique mieux adaptée à la sensibilité médicamenteuse propre du patient —, soit enfin modifié, par la découverte d'une autre cause supplémentaire à l'origine des céphalées — ce qui permettra de compléter le traitement de façon adéquate —, que l'on s'orientera efficacement vers l'objectif réel : le soulagement et la délivrance du malade.

Et quand ceux-ci ne sont pas au rendez-vous prévu, il faut savoir ne pas oublier d'une part que les céphalées psychogènes (qui représentent 50 % des maux de tête) peuvent toujours être intriquées avec une maladie migraineuse — ce qui fait que des céphalées peuvent persister malgré la disparition de la migraine en elle-même ; d'autre part que la douleur est un symptôme à nul autre pareil pour révéler un mal-être intérieur ; sa persistance, malgré un traitement bien conduit, doit amener à rechercher ce mal-être et sa cause et à ne pas hésiter à conseiller au patient de consulter un spécialiste psychologue, psychiatre ou psychanalyste afin de pouvoir parler et d'expurger ce qui le trouble au plus profond de lui-même, sa douleur persistante révélant ce trouble. Certains ont en effet besoin de « verbaliser » par un symptôme physique leur mal de vivre, ne pouvant l'exprimer naturellement par la parole, notamment dans notre société où la normalité psychologique est de règle.

Tout ce que nous venons de voir fait partie du quotidien du migraineux comme de tout malade, chronique notamment, ainsi que de celui de tout praticien. Il faut donc insister à nouveau sur l'importance extrême de la collaboration nécessaire du couple qu'ils forment, clé de voûte de la réussite du traitement comme sur la confiance réciproque qui doit s'instaurer, la migraine — comme toute maladie douloureuse — étant par essence subjective : le migraineux doit se sentir compris et écouté à tout moment par son thérapeute, et ce dernier doit pouvoir compter sur la participation active de son malade à son traitement. C'est à ces conditions que dans ce type de thérapeutique au long cours on observera au bout du compte une disparition des symptômes correspondant à ce que l'on appelle la guérison.

Pour résumer : sept étapes et quelques conseils pour se débarrasser de la migraine

1. Tenez un « journal » de votre migraine et notez :

— la date et l'heure chaque fois qu'une migraine commence ;

— la durée de la migraine ;

— tous les signes d'accompagnement comme nausées ; vomissements ; sensibilité à la lumière, au bruit ou aux odeurs ; notez s'il s'agit d'une aura ;

— tous les facteurs déclenchants éventuels qui ont pu provoquer la crise ; pour les femmes, date de début et de fin des règles seront notées systématiquement.

Avec ces renseignements, votre médecin pourra mieux identifier tout ce qui se rapporte à votre migraine et mieux vous guider dans votre traitement.

2. Demandez à votre conjoint, à votre partenaire ou à un membre de votre famille de vous aider à identifier ce qui précède de quelques heures ou de quelques jours vos crises de migraine. Des symptômes tels que la faim ou la soif irrépressibles, des bâillements incoercibles, une sensation de fatigue ou de dépression ou d'euphorie, une irritabilité, une impossibilité à trouver le repos, une sensibilité particulière au bruit, une raideur du cou, une sensation générale de froid, une augmentation des urines, une diarrhée ou une constipation peuvent vous prévenir, si vous les identifiez, de l'approche d'une crise.

3. Ayez toujours sur vous au moins une dose de votre traitement de crise et prenez-la le plus vite possible en cas de besoin.

4. Ne prenez que les médicaments que vous recommande votre médecin. N'utilisez pas des doses plus fortes que celles qu'il vous a conseillées, en ce qui concerne les traitements de fond, ne les stoppez jamais brutalement mais prenez toujours conseil auparavant auprès de votre praticien car certaines substances doivent être arrêtées progressivement pour éviter des effets indésirables.

5. Si vous oubliez une prise de médicaments de fond et si vous vous en apercevez seulement lors de

l'horaire de la prise suivante, ne la prenez pas : ne doublez pas les doses.

6. Après la prise d'un traitement de crise, essayez de rester allongé dans une pièce calme et sombre tant que vous n'êtes pas soulagé.

7. Rappelez-vous que vous-même et votre médecin êtes des partenaires sur le chemin de votre guérison. C'est à vous de suivre ses conseils, de le tenir informé de votre évolution.

Un traitement antimigraineux bien conduit doit être adapté au type de migraine qui se présente : ainsi, il n'est pas le même pour le migraineux épisodique et pour celui qui est lourdement handicapé par des migraines incessantes. Il faut donc encore souligner ici l'importance de l'interrogatoire « policier » qui doit avoir lieu lors de la première consultation d'un migraineux chez un médecin et de la bonne qualité du dialogue qui doit s'établir entre ces deux interlocuteurs, que l'on pourrait même appeler « collaborateurs », pour lutter contre la migraine. Un climat de confiance est indispensable et doit s'établir de façon bilatérale, le malade ayant foi dans les dires de son médecin et inversement. Certains outils, dans ce domaine si subjectif qu'est l'évaluation de la douleur et de son retentissement, peuvent être utiles, notamment la tenue par le patient d'un « carnet de migraine » qui reflétera de façon exacte et objective le retentissement de la maladie.

1. Si celle-ci n'apparaît que de façon espacée, c'est-à-dire à une fréquence inférieure à trois crises par mois avec des durées de crise limitées de même que les

effets secondaires, la mise en place d'un bon traitement de crise est suffisante. Un « bon » traitement de crise est un traitement qui devra avoir une double efficacité : libérer le malade de sa migraine de façon active, énergique, rapide avec un minimum d'effets secondaires, et ce faisant lui donner, face à l'« épée de Damoclès » qui est suspendue en permanence au-dessus de sa tête (non seulement lorsqu'il fait un excès ou un écart mais aussi dans la vie normale), un bouclier puissant et suffisant pour qu'il ne ressente plus la hantise de la chute. Celle-ci implique, nous l'avons vu, l'inévitable paralysie des activités habituelles de la vie courante, avec, de surcroît, une lutte stérile et impuissante contre la douleur, avec le sentiment si particulier de déchéance qui survient alors.

Cette hantise de la crise, que l'on retrouve chez d'autres malades comme les asthmatiques, doit être prise en compte dans l'établissement du traitement de crise. Non seulement ce dernier doit être efficace en peu de temps, mais facilement disponible. Il faut souligner ici les deux règles d'or que tout migraineux doit connaître : il doit avoir ou pouvoir avoir en permanence son traitement sur lui ou à sa disposition et savoir le prendre dès les premiers signes annonciateurs (exception faite des triptans dans les cas de migraine avec aura, qui ne seront pris, dans ce cas — rare —, qu'à partir de la disparition de cette dernière) de la crise.

Quel que soit le traitement de crise utilisé, et nous avons vu la multiplicité des molécules disponibles, ces règles d'or ainsi que l'efficacité, la rapidité et l'innocuité du traitement en sont le b.a.-ba.

2. Si les crises sont de nature plus invalidante mais restent limitées à une période de temps précise comme c'est le cas dans les migraines menstruelles, il suffit le plus souvent d'associer au traitement de crise, toujours

indispensable tel que nous venons de le voir, un traitement périodique préventif portant sur les facteurs déclenchants de la période de crise. Ainsi, dans les crises menstruelles, où la douleur est provoquée notamment par des substances inflammatoires appelées les prostaglandines, sécrétées à la suite de la baisse brutale du taux sanguin d'œstrogènes à ce moment, on peut appliquer de façon protectrice un traitement préventif de durée limitée (durée des règles ou durée d'arrêt de la pilule contraceptive lorsqu'il y en a une) à base d'AINS — anti-inflammatoires non stéroïdiens — qui agissent sur les prostaglandines associés à une œstrogénothérapie par patch transcutané ou par crème. Ce sera le plus souvent suffisant (mais le b.a.-ba reste de règle).

3. C'est en cas de migraines plus fréquentes — supérieures à trois ou quatre par mois —, d'une durée plus longue de l'ordre de plus de vingt-quatre heures par crise (ce qui correspond, n'oublions pas, à quarante-huit heures en fait de handicap, le temps que le migraineux met à se remettre de sa crise) et d'un envahissement par la douleur plus grand qu'on envisagera la mise en route d'un traitement de fond. Celui-ci aura pour but de raréfier les crises, de les rendre moins intenses et moins longues, avec moins d'effets secondaires, en pratique, de redonner au migraineux une vie quasi normale. Mais ce traitement, qui astreint le patient à une prise quotidienne de médicaments, doit être clairement expliqué à ce dernier à la fois dans ses modalités, dans ses objectifs ainsi que dans ses limites : il n'existe pas de « menu type » ni de traitement miracle en matière de migraine.

Dans ce domaine, « le temps est un grand maître, il règle bien des choses », comme le disait Corneille. Un traitement antimigraineux de fond, si l'on veut être efficace, ne sera jamais inférieur à six mois, sauf chez l'enfant. Il devra être suivi régulièrement, surveillé, adapté au fur et à mesure de l'évolution de la maladie et jamais arrêté brutalement. Ici encore la collaboration médecin-malade est de mise : rémission et/ou guérison sont au bout du parcours ; le jeu en vaut donc la chandelle. Cela ne veut aucunement dire qu'un migraineux prenant un traitement de fond ne doit pas avoir de traitement de crise ni en connaître les règles. Bien au contraire, plus il traitera ses crises rapidement, moins, l'expérience le prouve, il en souffrira de nouvelles.

Conclusion

Lettre ouverte aux huit millions de migraineux qui ne veulent plus souffrir

10 % de la population mondiale est migraineuse, mais, dans les pays industrialisés, c'est dans celui de Montaigne que l'on souffre le plus. Partout en Europe, que ce soit en Italie, en Grande-Bretagne, en Allemagne, en Espagne, il existe depuis longtemps des cliniques de la migraine qui prennent en charge, traitent et soulagent les migraineux. Aux États-Unis, c'est également chose faite et les associations aussi bien de praticiens qui s'occupent des maux de tête que de patients qui en souffrent sont puissantes et pèsent d'un poids non négligeable sur le respect et la nécessité de soigner correctement celles et ceux qui souffrent de migraine (ils sont vingt millions outre-Atlantique).

En France, bien au contraire, la migraine continue, malgré son coût médico-social et humain dont on commence à peine à prendre conscience, à être considérée comme une maladie « diplomatique », « de bonne femme » qu'il est de bon ton de traiter par le mépris, voire de railler : « Ah ! elle a encore sa migraine ! » Et les commentaires d'aller bon train sur l'équilibre psychique et nerveux du « malade ».

Il est temps que cela cesse. Il y a vingt ans, s'occuper de traiter les migraineux était s'occuper de celles et ceux pour qui « ça ne tournait pas rond dans la tête ». Maintenant, grâce notamment à l'action des médias, on commence à accorder de l'importance à cette maladie, dont un malade âgé de quatre-vingts ans me disait : « Je suis migraineux ; je n'en suis pas mort, mais cela m'a gâché toute ma vie », à considérer donc qu'il devient nécessaire, voire indispensable, de la prendre au sérieux.

Cette réflexion, qui entre dans une mouvance de prise en considération toute récente de la douleur en général dans notre pays et qui est sous-tendue par une meilleure compréhension des mécanismes de la maladie, ayant abouti à de nouveaux médicaments « révolutionnaires » de la crise, n'est malheureusement pas encore entrée dans les mœurs de la majorité du corps médical. Partant de là, le leitmotiv qui est trop souvent énoncé aux migraineux dans les cabinets médicaux — « on n'y peut rien, c'est comme ça » — est la source du fatalisme des malades : dans notre pays, près d'un migraineux sur deux ne se soigne pas. Parce qu'il n'y croit pas. Parce qu'on lui a appris à ne plus y croire.

Là aussi, il est temps que cela cesse. Plus de la moitié des connaissances sur la maladie migraineuse ont été complètement bouleversées depuis quelques années, sont devenues périmées ou caduques. Bref, la « science de la migraine » a subi une véritable révolution scientifique et médicale. Mais « science sans conscience n'est que ruine de l'âme », comme l'écrivait Rabelais, et la prise de conscience de cette révolution ne s'est pas encore faite. Alors que la migraine devrait être une maladie de mieux en mieux connue de tous (de ceux qui en souffrent comme de ceux dont le rôle est de la traiter), elle reste encore une maladie mystère, une affection taboue, qui véhicule des mythes et des préjugés venant du fond des âges médicaux. Le résultat est que le migraineux est avant tout une personne qui se croit responsable de son propre mal, notion dans laquelle ses proches, ses collègues, tous ceux qui l'entourent et qui, ne souffrant point, ne comprennent pas sa douleur, l'enferment quotidiennement. S'imaginant destiné à subir une existence de douloureux chronique à répétition, il se résigne à son sort. Pourtant, la migraine n'est pas une malédiction médicale scellée dès le berceau dans la tête d'un enfant dont la mère, la tante ou l'arrière-grand-cousine ont subi les affres. Il s'agit bien plus d'une « malédiction sociale », d'une série de croyances erronées mais ayant presque force de loi, contraignant le migraineux à subir son destin malgré lui et surtout malgré les progrès de la science.

S'il est compréhensible que certains abandonnent et refusent un combat qu'ils estiment perdu d'avance contre une affection encore « incompréhensible », il n'est pas admissible, en revanche, que d'autres fassent de cette affection aux bases organiques et physiques sans cesse mieux connues une invention de simulateurs. Il n'est pas non plus acceptable que pour refuser un traitement médical on se serve comme alibi du terme de « maladie psychosomatique ». Que le psychisme joue un rôle dans la maladie migraineuse, c'est certain. Mais dans quelle maladie de l'être humain ne joue-t-il pas un rôle ? Dans les affections de l'estomac ou des intestins, dans celles des voies respiratoires, dans celles de l'appareil urinaire ou génital, par exemple ? Faut-il alors classer comme « psy » les personnes souffrant d'ulcère de l'estomac, de colites spasmodiques, d'asthme, de cystites ou de règles douloureuses ?

Il est vrai que souffrir de la tête, ce n'est pas souffrir du ventre ou du bas-ventre. La tête est l'« organe de l'âme », le siège de l'esprit, de la pensée, ce qui sépare l'être humain de ses frères inférieurs. Aussi, si l'on a mal à la tête, c'est que... « c'est la tête qui va mal », par conséquent l'esprit, donc le psychisme. Conclusion trop rapide...

Les migraineux, et surtout les migraineuses, puisque deux tiers des patients atteints de cette maladie sont des femmes (ce qui pourrait ne pas laisser sans réflexion la misogynie traditionnelle du corps médical et les rapports trop souvent faits entre maladie féminine et hystérie), doivent savoir maintenant qu'il est en leur pouvoir d'exiger d'être soulagés, de façon rapide et efficace, de leur maladie, voire d'en être débarrassés. Mais il faut que l'information passe, qu'elle ne soit pas bloquée par des querelles de chapelles médicales, où telle ou telle spécialité s'arroge le droit d'être la seule à savoir soigner les migraineux. Ces derniers doivent pouvoir demander à n'importe quel médecin de leur apporter son aide, fût-il simplement et surtout généraliste. Être généraliste, c'est être « omnipraticien », c'est-à-dire soigner tout le corps, et l'âme de surcroît. S'il ne s'en sent pas capable devant la complexité du problème, il faut qu'il ait l'honnêteté de le dire et d'adresser son patient à un spécialiste compétent. Mais cela devrait être l'exception. La migraine est une maladie maintenant bien compréhensible et pour laquelle on dispose, tant pour la crise que pour le fond, de traitements efficaces. Il est vrai que cette compréhension prend du temps, mais pas plus que pour n'importe quelle maladie, par exemple l'ulcère d'estomac, dont le diagnostic et le traitement ont été révolutionnés.

Il est vrai surtout qu'un malade migraineux demande plus d'écoute et d'attention qu'un autre, un simple grippé par exemple. Mais ce temps nécessaire est surtout important lors de la première consultation, pendant laquelle un examen clinique complet doit suivre un interrogatoire détaillé pour dépister les causes et le retentissement de la maladie. Une fois celui-ci effectué, les consultations d'un migraineux sont celles d'un malade lambda. C'est cette banalisation de la migraine qui est devenue aujourd'hui indispensable. Le migraineux ne doit plus effrayer le médecin, car celui-ci peut maintenant avoir à sa disposition, par un enseignement spécifique ou une remise à jour de ses connaissances grâce à la formation médicale continue, toutes les données nécessaires et utiles à la prise en charge de cette maladie. Le thérapeute comme le migraineux doivent en avoir conscience en ce début du XXIe siècle. Ce n'est que dans ces conditions que ce nouveau millénaire sera celui de la disparition d'une affection aussi vieille que l'humanité et que l'on pourra dire que la migraine aura vécu ses derniers jours.

Point n'est besoin pour cela d'une relation agressive entre celui qui souffre et celui qui soulage ; au contraire, c'est dans une collaboration mutuelle que l'on pourra aboutir à la guérison de la maladie migraineuse.

Sois sage, ô ma douleur, et tiens-toi plus tranquille, a écrit Baudelaire dans *Les Fleurs du mal.*

Postface

Sous un titre résolument offensif, l'auteur révèle tout de suite, à travers sa longue expérience, sa volonté de vaincre un mal dont seuls ceux qui en ont été victimes connaissent les conséquences qu'il peut avoir sur les comportements.

Très tôt, passionné par la médecine, son choix pour cette pathologie, répandue mais trop méconnue, repose sur la plus noble des missions du médecin : soulager la douleur.

Pouvant faire état d'une longue expérience, le docteur Marc Schwob a réussi à concentrer dans cet ouvrage tous les aspects de cette redoutable affection. La présentation est originale, très pragmatique et place le lecteur devant les multiples situations qui accompagnent le symptôme.

La diversité de ces situations rend la tâche du médecin bien difficile et il faut souhaiter que tous les praticiens de médecine générale, qui sont les premiers à accueillir ces malades, puissent profiter de cette importante expérience.

La qualité de la rédaction rend la lecture de cet ouvrage attrayante. Aventure, récit, c'est une véritable histoire de la migraine vécue des deux côtés de la scène par un médecin qui n'ignore pas ce dont le malade lui parle.

La douleur, qui est l'élément dominant de la migraine, n'est pas toujours facile à comprendre, à évaluer, à analyser finement.

La richesse des sources utilisées confirme le caractère exhaustif de ce travail, ce qui lui donne toute sa valeur. Cette revue se termine par des conseils, des informations, qui en font un véritable guide du migraineux.

Il faut souhaiter que tous ceux qui sont victimes de ce véritable handicap rencontrent, à l'occasion de la lecture de cet ouvrage, la situation qui est la leur. Ils s'y retrouveront et, en défilant le fil d'Ariane, seront mieux à même de comprendre et de collaborer avec leur médecin pour gagner ce combat difficile contre la douleur.

C'est ainsi qu'à travers les données scientifiques et les témoignages qui sont cités tout au long de ce livre, le migraineux se sentira moins mal et aura acquis la confiance et la volonté de mener cette lutte jusqu'au bout.

C'est en tout cas ce que l'on peut souhaiter à tous les lecteurs.

Janvier 2001
Professeur Bernard GLORION
Président du Conseil national
de l'Ordre des médecins

Annexes

Témoignages

Histoire de la migraine

Migraine infernale

J'ai une migraine ! Infernale !
C'est comme si... il y avait un métro
Qui me traversait la tête.
Je prendrais bien de l'aspirine... Mais...
Lorsque j'en prends,
La migraine s'arrête... mais le métro... aussi...
Alors il y a des gens qui descendent.
Ça fait un ramdam à l'intérieur !
J'ai les oreilles qui sifflent !
Alors, dès que les oreilles sifflent...
Les portes se referment, le métro repart.
Et la migraine revient !
Infernal !

Raymond Devos, *Matière à rire*

Diagnostic de la migraine

Marie de B. est une orthophoniste reconnue par la Sécurité sociale. Mais elle est reconnue par elle depuis deux ans comme « malade psychiatrique » du fait du nombre de migraines qu'elle présente. On lui a même refusé une prise en charge à 100 % au prétexte que la migraine n'est pas une maladie de longue durée. Furieuse, Marie de B. a fait appel — cependant que nous mettions en route, après qu'elle est venue me voir, un traitement par trithérapie — auprès de la caisse primaire d'assurance maladie (CPAM). Son appel a été reçu et elle a été expertisée par un autre médecin conseil qui a conclu que finalement « les migraines étaient réelles, mais il n'y avait pas lieu de la prendre en charge à 100 % pour cette cause ». Il est vrai que cette expertise a eu lieu plus de neuf mois après la première. Entre-temps Marie de B. s'était débarrassée de sa maladie migraineuse ! À présent, et cela fait six ans, elle est toujours reconnue par la caisse de Sécurité sociale comme orthophoniste, et aussi comme migraineuse... en attente de rechute. Kafka pas mort.

Yann D. a douze ans. Cela en fait quatre qu'il souffre de migraines qui le handicapent beaucoup à l'école. Plusieurs traitements ont déjà été tentés pour le soulager, en vain. Et c'est devant la multiplication d'antalgiques qu'il prend que sa mère me l'a amené. Ouvert, grand pour son âge, Yann ne présente aucun trouble à l'examen clinique et neurologique. Trois points troublants cependant : il n'y a aucun migraineux dans sa famille ; ses maux de tête se situent toujours au même niveau, frontal, et du même côté, le droit ; c'est aussi de ce côté qu'on provoque une douleur en appuyant sur son cou. A-t-on fait des examens complémentaires ? Non, répond la mère, ce n'est pas faute d'en avoir demandé. Je demande donc, avant de mettre en route un traitement, une radiographie simple du rachis cervical. Celle-ci revient avec pour commentaire : « raideur anormale du cou avec inversion de la courbure physiologique ». Bref, le cou de Yann a souffert et souffre encore. En le questionnant bien, il finit par se rappeler que ses céphalées ont débuté après qu'il eut reçu de plein fouet dans le visage un ballon de football lors d'un match dans son collège. Il suffira alors de le mettre entre les mains d'un physiothérapeute compétent pour qu'en quatre mois les « migraines » disparaissent.

Yann a vingt ans maintenant, il est devenu étudiant en droit et joue toujours au football, mais avec précaution !

Céphalées mixtes

Corinne A. a été diagnostiquée comme migraineuse voici plus de dix ans déjà. Et depuis dix ans elle résiste aux divers traitements qui lui sont appliqués, tout à fait correctement, il faut le dire.

Lorsqu'elle est venue me voir, son interrogatoire révélait bien une migraine typique dans sa symptomatologie, mais atypique dans sa localisation, la douleur ne survenant que du côté gauche, allant du sourcil à la nuque, comme un trait tiré sur sa chevelure.

De surcroît, quinze ans auparavant, elle avait subi un accident de voiture assez grave avec traumatisme crânien. Les radiographies pratiquées à l'époque n'avaient rien révélé de spécial. Mais, depuis qu'elle souffre, personne ne lui a demandé d'en refaire. Je lui propose donc de faire un nouveau bilan radiologique du rachis cervical, ce qu'elle accepte volontiers, et là coup de théâtre, une vertèbre est subluxée au niveau de la troisième vertèbre cervicale. Ce dont Corinne A. souffre, c'est donc de migraine compliquée, d'une névralgie d'Arnold, un nerf qui trouve son origine dans le cou et dont le trajet suit celui de la douleur ressentie par Corinne A.

Son traitement repose donc sur une trithérapie classique et une physiothérapie soigneuse par infrarouges et massage du dos, ultrasons au niveau des épaules pour décontracturer les muscles et électrothérapie avec du calcium pour désenflammer les racines nerveuses, sans aucune manipulation cervicale.

Au bout de trois mois, la névralgie avait disparu et il fallut dix mois seulement pour que Corinne A. soit guérie. À tel point qu'elle fut repérée par une émission de télévision sur le sujet pendant laquelle elle rendit compte de son expérience. La chaîne de télévision ayant mis ses coordonnées sur Internet, Corinne A. devint quasiment « conseillère en migraine », ce qu'elle accepta volontiers pour venir en aide aux autres migraineux !

Traitement de la migraine

José G. est pilote de ligne à l'aéropostale et migraineux. Mais, cela, il ne le dit à personne, sauf à son épouse. Pourquoi ? Par peur de se voir retirer sa licence de vol lors d'un des fréquents contrôles médicaux auxquels sont soumis les pilotes. Et pour ne pas prendre un traitement qui le handicaperait au niveau de la vigilance. Je le rassure sur ce point en lui soulignant qu'il existe des traitements antimigraineux n'ayant aucun effet secondaire sur ce point notamment.

Lassé de souffrir, il accepte de se laisser soigner, avec méfiance au début, puis avec de plus en plus de confiance au fur et à mesure de sa libération de ses céphalées et de son plaisir de pouvoir voler sans mal de tête à cacher. Pour les contrôles médicaux, il arrête juste son traitement (qui ralentit un peu le cœur, car il est à base de bêtabloquants) quarante-huit heures avant et le reprend le soir même.

Maintenant, cela fait plus de dix ans, il est toujours aussi bronzé avec un regard perçant, ressemblant un peu à l'un de ces légendaires pilotes de la Royal Air Force lors de la Seconde Guerre mondiale. Il est heureux : non seulement il n'a plus de migraine, ne prend plus de médicament depuis longtemps, mais il est devenu commandant de bord d'avion de ligne long courrier.

Christian L. est un banquier de la haute finance. Son métier l'expose à des stress importants et répétés, toujours imprévus dans leur durée et leur intensité. Ce qui l'oblige à suivre non seulement un traitement contre le stress à base d'anxiolytiques, voire d'antidépresseurs, mais aussi à une prise quasi quotidienne d'antalgiques pour les « céphalées de stress » dont il souffre ; c'est en tout cas le diagnostic qu'on lui a établi.

Lorsqu'il vient me consulter, il a appris par hasard que sa grand-mère était migraineuse, et, comme on lui a dit que cette maladie était héréditaire, il vient « pour voir, pour vérifier de ce côté-là », en pragmatique qu'il est. En effet, ses céphalées ont presque tous les critères de la migraine, hormis les nausées et les vomissements. D'où la décision partagée de « tenter le coup » et, tant qu'il y est faire d'une pierre deux coups en commençant un traitement antimigraineux par bêtabloquants, qui ont pour autre vertu de calmer le stress.

Deux mois plus tard, c'est un homme changé. Plus de maux de tête, sauf exception. On décide alors d'ajouter de l'amitriptyline pour potentialiser le bêtabloquant et accessoirement le détendre encore plus, ce pour le désintoxiquer de ses tranquillisants. Ce sera chose faite totalement mais après six mois seulement, car le sevrage a été difficile.

C'était il y a dix ans. Depuis, Christian L. ne vient plus que deux fois par an pour se refaire prescrire deux gouttes par jour d'amitriptyline car il ne prend plus aucun autre médicament et il est devenu un golfeur accompli.

Christiane L. est monégasque. Depuis plus de vingt-cinq ans, elle souffre le martyre d'une femme migraineuse. Ce qui ne l'a pas empêchée d'écrire des livres, des essais, et de donner des conférences à l'Unesco un peu partout dans le monde.

Lorsqu'elle est venue me voir, c'était en désespoir de cause : le centre antidouleur de Monaco l'avait récusée, la jugeant incurable, avec pour diagnostic « céphalée de tension ». En fait, à l'examen et à l'interrogatoire, on retrouve une hérédité et une chronologie typique de migraine mélangée à des névralgies cervicales d'origine arthrosique.

En un an, avec une volonté de fer, Christiane L. va être soulagée de son martyre grâce à un traitement antimigraineux classique et à une kinésithérapie cervicale avec rééducation en balnéothérapie faite à Nice. Depuis dix ans, elle ne fait d'ailleurs plus que cette dernière en guise d'entretien physique grâce à une séance par semaine. Et elle est retournée voir le centre antidouleur de Monaco, pour lui montrer ce qu'était une « incurable ».

Bertrand P. est un homme politique important. Ce qui veut dire soit qu'il n'a pas le temps de se soigner, soit qu'il ne peut et ne doit être soigné que par des « mandarins ». Noblesse oblige ! Mais tout cela sans aucun suivi médical réel, ce qui est fondamental en matière de migraine.

C'est ce que j'essaie de lui expliquer lorsqu'il vient me voir après qu'il m'a mis au courant de ses pérégrinations sans résultat probant. Nous convenons donc d'un compromis : je m'ajusterai à ses rendez-vous, il suivra mon traitement consciencieusement. Parole d'homme politique, pensez-vous ? Pas du tout. Bertrand P. est un homme migraineux que ses migraines ne cessent de handicaper un peu plus chaque jour, au fur et à mesure que ses responsabilités vont grandissant, élection après élection.

Nous mettrons deux ans et demi pour venir à bout de sa maladie migraineuse. Il peut alors arrêter son traitement en ne gardant qu'une faible dose quasi homéopathique : un quart de comprimé par jour de bêtabloquant à visée antistress (plus placebo que doté d'effets réels). En revanche, Bertrand P. est surtout un homme maintenant heureux, pouvant s'adonner à son plaisir favori : l'opéra. Et puis il est devenu sénateur. Noblesse oblige !

Guy S. est médecin de son état. Un très bon médecin, même. Mais dans sa partie. Et sa partie, c'est la psychanalyse. C'est donc un très bon psychanalyste. Et un très mauvais migraineux. Car, pour lui, pendant longtemps, les théories qu'il avait apprises sur l'autoculpabilité inconsciente révélée par la migraine, sur la douleur symptôme d'un « malaise intérieur » ou sur son reflet somatique d'une agressivité sous-jacente, il se les est appliquées. La migraine, c'est la tête, docteur, se disait-il.

Jusqu'au jour où, sur les conseils de sa femme et de ses enfants, las de le voir souffrir, il vient me consulter. Sympathique, moustachu en diable, les yeux brillants et le sourire aux lèvres, il n'a vraiment pas l'air d'être un tourmenté introverti (ni un psychanalyste à la Woody Allen). Son histoire est banale : crises à répétition avec nausées et vomissements, prostré dans le noir et le calme, survenant surtout le week-end ou après un repas arrosé.

Un traitement classique par trithérapie lui fut salutaire rapidement (moins d'un an). Et, lorsque, deux ans après, son fils se plaignit de troubles visuels associés à des maux de tête puis sa fille, alors à la puberté, il ne les a pas allongés sur son divan. Hop, consultations spécialisées et traitements tout aussi rapides et efficaces. Nous nous voyons toujours tous les deux mais par amitié, et s'il faut parler de migraineux psychanalystes, nous parlons alors de papa Freud !

François D. est un cadre supérieur émérite, mais il est surtout le frère d'un médecin spécialiste extrêmement connu et médiatisé de ce côté-ci de l'Atlantique comme de l'autre. Et cela est un handicap : son frère n'a pas voulu le soigner pour ses migraines « car ce n'est pas sa spécialité » et « parce que l'on ne soigne jamais sa famille », ce qui est vrai — pour éviter les erreurs de jugement. Mais, de ce fait, lorsqu'il vient parler de ses maux à un médecin qu'il consulte, cela commence toujours par : « Ah ! vous êtes de la famille du docteur D. », et cela joue tout à la fois dans la relation médecin-malade et dans l'anxiété du médecin, qui craint que ses ordonnances ne soient surveillées (tout à fait théoriquement, car, en fait, le docteur D. ne le fait jamais — chacun son domaine).

En réalité, pour moi, les choses sont plus simples : je connais le docteur D. et c'est celui-ci qui m'a adressé son frère, ainsi on sait où on en est ! D'emblée, c'est un climat de confiance qui s'établit, d'autant plus que les migraines de François D. sont tout à fait pures et simples. Mais on s'est borné à ne lui donner que des médicaments quasi placebo « par peur de son frère ».

Avec un traitement de trithérapie classique, François D. va guérir. Très vite. En six mois, pas plus, ce qui est exceptionnel chez un homme. Mais il est vrai que c'est un migraineux bénin qui a souffert surtout du syndrome des « cordonniers qui sont les plus mal chaussés ».

Louis W. était un cultivateur de soixante ans quand il est venu me voir. Il n'est venu que sur l'insistance de sa fille car pour lui « la migraine, ça ne se traite pas, on naît avec, on vit avec, on meurt avec. D'ailleurs, ma mère a fait la même chose ». À l'examen, rien de particulier, si ce n'est une arthrose du cou, que confirme la radiographie. Bref, au total, un migraineux « normal » mais jamais traité.

Toujours sur l'insistance de sa fille, il accepte de jouer le jeu et de prendre les médicaments, mais sans aucune conviction. En revanche, il accepte plus facilement de devoir aller voir son kinésithérapeute pour son arthrose cervicale (qui est en partie source de ses céphalées) parce que « ça, c'est normal, avec l'âge ».

Un an après, plus de douleur arthrosique et plus de migraine, même en tracteur, même en faisant les foins, même pendant la saison chaude.

Louis W. a soixante-dix ans maintenant. Il est d'une race coriace, donc toujours au travail, et laboure encore. Mais toujours sans migraine depuis. Avec juste une petite visite annuelle de soutien et un passage à la même époque chez le kiné « pour la forme ».

Véronique G. est une miraculée. Alors qu'elle avait commencé en venant me voir un traitement par trithérapie classique qui donne de très bon résultats, elle est cependant allée sur les conseils d'une amie qui « croyait bien faire » voir un vertébro-thérapeute « pour guérir plus vite ». Manipulée au niveau du cou de façon brutale, le résultat ne se fit pas attendre : la reprise immédiate des céphalées mais surtout un malaise grandissant quarante-huit heures après avec des troubles neurologiques à type de vertiges paroxystiques.

Je lui conseille alors par téléphone une hospitalisation en urgence pour une IRM du rachis cervical. Celle-ci montre immédiatement une dissection d'une artère vertébrale, c'est-à-dire une atteinte traumatique de la paroi du vaisseau avec hémorragie suintante. Mise, toujours en urgence, sous traitement anticoagulant et sous surveillance hospitalière, elle récupérera toutes ses facultés en huit jours et devra poursuivre le traitement pendant deux mois. Nous ne pûmes reprendre celui qu'elle avait entrepris tout au début qu'à ce moment et ce n'est qu'au bout d'un an et demi qu'elle fut définitivement sortie d'affaire.

Cette histoire qui date de cinq ans appelle deux remarques : il est toujours dangereux de se faire manipuler — surtout au cou — par un non-médecin, et, dans la migraine, patience et longueur de temps valent mieux que force ou que rage. Ou, pour reprendre un proverbe italien : *Chi va piano va sano e chi va sano va lontano.*

Guérison

« La migraine ou les facultés diminuées de moitié »

Si la migraine est cette douleur qui vous prend la moitié du crâne, le béotien que je suis en matière médicale a vite fait d'en conclure qu'elle diminue par moitié les facultés.

Cette observation primaire et mécanique, qui bien sûr ne résulte d'aucune constatation scientifique, est pourtant bien celle que j'ai pu faire au cours des longues années pendant lesquelles les maux de tête m'étaient devenus comme une seconde nature.

Les difficultés à participer aux repas familiaux, l'énergie développée en vain pour animer des réunions professionnelles ou simplement passer un coup de téléphone quand le seul déclenchement de la sonnerie accentue l'intensité de la douleur, tout cela fait de la migraine une compagne indésirable et lancinante.

Dans ces conditions le traitement de la migraine peut être une véritable renaissance à soi-même et aux autres :

— renaissance à soi-même puisqu'il vous permet, au fil des mois, un patient apprentissage de votre propre métabolisme et une découverte, au demeurant fort intéressante, de l'interaction constante de l'affectif, de l'individuel et du physiologique ;

— renaissance aux autres dans la mesure où il redonne la disponibilité qui se trouvait elle-même entravée soit par l'effet de la douleur, soit par la crainte de la voir monter.

Le tempérament migraineux ne disparaît sans doute pas totalement avec le traitement — est-ce d'ailleurs souhaitable puisqu'il n'est peut-être que l'autre facette de forces qui structurent une personnalité —, mais il conduit à une incontestable libération et, ce n'est pas la moindre des choses, à une meilleure connaissance de soi-même.

Bertrand de FEYDEAU,
directeur de l'archevêché de Paris

« Je déteste les fêtes, je déteste Noël. »

Cette phrase revenait à mon esprit à la façon d'un leitmotiv, alors que dans mon for intérieur et tout dans ma façon d'agir prouvait le contraire. Les préparatifs des mois à l'avance : le choix des cadeaux, les grands magasins, le sourire aux lèvres en imaginant la tête du destinataire lorsqu'il écartera le papier cadeau, la couleur de la nappe, le sapin, impérativement un Nordmann pour le garder plus longtemps...

Et le matin du 24 décembre, l'angoisse, non pas à cause de la couleur de la nappe... mais à quel moment ? À quel moment apparaîtra-t-elle, la migraine, qui, comme tous les ans, s'insinuera au fil des heures, deviendra très présente au moment d'enfiler la robe du soir et intolérable à l'apéritif. Et, comme d'habitude, je reculerai de minute en minute le moment de m'excuser pour aller enfin m'étendre dans le noir.

Mais n'y pensons plus. Ça, c'était avant, avant le traitement. Désormais j'ose penser et dire que j'aime les fêtes de famille. La migraine n'est pas inéluctable, inutile d'y penser à l'avance, et si par hasard elle surgissait, je réagirais tout de suite en avalant les médicaments de crise, en regardant ma montre : dans un quart d'heure ce ne sera plus qu'un souvenir.

Vive Noël, non, merci, plus de champagne, je vais rester raisonnable et profiter de vous tous jusqu'à la fin !

Jocelyne TAMSSOM, secrétaire de direction

La migraine fut une souffrance physique et morale et un handicap personnel et professionnel.

Souffrance physique d'abord : la douleur dans le cerveau, difficilement tolérable ; l'incapacité de manger, de se mouvoir ; la nécessité de rester allongée dans le noir pour limiter cette douleur à un niveau supportable.

Souffrance morale parce que la répétition régulière des crises finit par exaspérer l'entourage et surtout parce que le sentiment de culpabilité est fort : la migraine est vécue comme la manifestation d'une impuissance à se dominer et donc d'une faiblesse qui dérange les autres.

D'où le handicap personnel car les relations avec les proches sont fragilisées. Vous vous sentez jugée et mal jugée.

Et bien sûr handicap professionnel, quand la migraine vous prend alors que vous auriez besoin de toutes vos capacités intellectuelles ; vous êtes diminuée et pourtant il faut faire face et assumer. L'angoisse alors est forte.

La guérison est vécue comme un miracle : miracle d'abord de voir les crises s'atténuer, disparaître. Puis espoir qu'elles vont finir par vous quitter pour toujours.

Mais la guérison ne fait pas oublier la maladie ; on sait qu'elle existe ; on ne la craint plus mais on continue à avoir conscience de la chance qu'on a eue d'en guérir.

Chantal de BOURMONT, diplomate

J'ai commencé à avoir des migraines après quarante ans. Auparavant, je n'avais eu que très rarement mal à la tête, et une aspirine suffisait pour le calmer. Quand elles ont commencé, les migraines ont été d'abord espacées, puis de plus en plus fréquentes (quelquefois plusieurs jours), rebelles à l'aspirine. Pendant les crises, j'étais abattue, j'éprouvais un intense sentiment de dépression, j'avais des nausées, je ne pouvais ni lire, ni écrire, ni parler. À cause de leur fréquence, je vivais dans la hantise d'avoir mal à la tête, surtout quand j'étais en société. Dès que j'avais mal, je m'enfermais, j'annulais toutes mes activités. Je me sentais handicapée, fatiguée, angoissée.

Après un traitement de fond qui a duré plus d'un an, j'ai pratiquement oublié ce qu'est le mal de tête. Certes, je garde toujours avec moi les médicaments qui m'ont été prescrits en cas de crise ; et aux premiers signes, même les plus légers, annonciateurs du mal de tête, je prends le traitement sans attendre. Les symptômes disparaissent en général au bout d'une demi-heure ou d'une heure. Le principal sentiment de bien-être que j'éprouve aujourd'hui est d'une part de ne plus avoir de maux de tête chroniques et insupportables, et d'autre part de ne plus subir la migraine comme une fatalité incurable, mais comme une gêne épisodique, anodine, de plus en plus rare, que je contrôle parfaitement et qui ne me fait plus peur. Je ne suis plus du tout fatiguée, je ne vis plus dans l'obsession de mes malaises, je n'éprouve plus de mal-être lié à une douleur inexplicable et sans cause apparente, dont je semblais être le jouet. Je me sens délivrée.

Hélé Béji, écrivain,
conférencière auprès de l'Unesco

Il y a quinze ans (j'avais alors trente ans), j'étais venue consulter sans conviction certaine, mais voulant aller jusqu'au bout de ma démarche de migraineuse en quête d'un traitement réellement efficace, un spécialiste à Paris. Lassée de tout ce qu'on m'avait dit sur le caractère « incurable » de ma maladie, je fus extrêmement surprise de m'entendre dire qu'au bout d'un an de traitement je devrais en être délivrée. À la fois incrédule et un peu réticente — un an, c'est long pour prendre des médicaments —, j'acceptais cependant, fatiguée de souffrir depuis mon adolescence, mes deux seules périodes de répit ayant été mes grossesses. Au bout de six mois déjà je ne ressentais plus rien ; je montrai alors mon ordonnance à mon frère anesthésiste en lui demandant ce qu'il en pensait. Il me répondit : « C'est inhabituel, mais puisque tu vas bien, continue au moins jusqu'au bout. » Et effectivement, six autres mois après, le médecin me dit de ranger mon ordonnance dans mes archives et de ne plus prendre de médicaments. Ce fut alors avec crainte — mais non fondée — de rechute que je stoppai mon traitement. Et les années passèrent, sans maux de tête. Il en va toujours de même aujourd'hui, mais la seule réflexion que mon mari m'a faite récemment, c'était : « Quand tu étais migraineuse nous dépensions en médicaments, mais depuis que tu es guérie tu m'as coûté dix fois plus cher en champagne ! » Heureusement il l'a dit avec un grand sourire.

Geneviève Fleury, psychologue

Cher Docteur,

Un petit mot pour vous dire combien mon existence a changé depuis que je n'ai plus la migraine.

Je réalise que je ne suis désormais plus bloquée par trois jours consécutifs de douleur. Sur un an, cela me donne trente-six jours de « vie » en plus.

Pour mon entourage, c'est également un soulagement : je ne leur demande plus de faire le silence autour de moi, je suis plus patiente avec eux et moins fatiguée.

J'ai retrouvé une joie de vivre intérieure : en effet, j'ai repris confiance dans les médicaments et dans le corps médical qui a, enfin, pris au sérieux ma souffrance, m'a écoutée et a reconnu ma migraine comme étant un vrai problème. Grâce à vous, j'ai repris espoir dans le fait que la douleur n'est pas inéluctable.

J'ai l'impression délicieuse de faire partie des gens normaux qui vivent et font des projets sans avoir à craindre de devoir tout décommander, les moments de convivialité pouvant devenir de véritables supplices.

Merci encore pour tout.

Anne Hénault, cadre supérieur, Paris

Vivre tous les jours comme les autres : être de bonne humeur durant toute la matinée, vivre comme les autres et puis tout bascule...

Là, l'épreuve commence. Tout devient flou : la vue, les idées... le pire, c'est que l'on sait ce qui va se passer car la douleur approche inexorablement. Cette douleur venue d'on ne sait où qui est là, toujours, tapie au fond de notre être. Car il est clair que les migraineux vivent « avec », c'est-à-dire que l'on imagine que la douleur est là pour toujours et qu'il n'y a rien à faire, seulement attendre que cette douleur s'apaise d'elle-même. Et l'on est seul face à elle, seul, car l'on se heurte bien souvent à l'incompréhension des autres ; en effet, ils ne comprennent pas toujours pourquoi on veut s'isoler, pourquoi on a mal et surtout pourquoi on n'arrête pas ces plaintes incessantes...

Et c'est bien là que réside le problème : on n'est pas obligé de vivre toujours avec la même maladie, et même s'il faut encore lutter contre le mur d'incompréhension des « autres » qui nous reprochent de nous « bourrer de médicaments », cela en vaut la peine.

Être libre de passer une semaine, un mois, un an... sans avoir ces douleurs : quel bonheur !

La migraine n'est plus une fatalité et maintenant libre à nous de vivre sans. Ne reste plus qu'à chasser le dernier vieux démon : la peur de rechuter.

Personnellement, plusieurs sentiments se sont bousculés en moi lorsque l'on m'a confirmé que je n'avais plus besoin de médicaments, que j'étais guérie : il y avait de la joie, de l'incrédulité et surtout beaucoup de soulagement...

Aurélie Bois, étudiante

La migraine n'est pas une maladie « pudique » (en existe-t-il ?), elle trouble le protocole relationnel : « Je suis désolé, je vois des lumières, je vais être malade. » Plus encore elle n'est pas une (vraie) maladie : « Prends une aspirine » ; « Va te reposer » ; « C'est psy... ». Bref, c'est de ma faute, en plus on n'en meurt pas, c'est un mal léger qui est vite récupéré par le folklore moderne mêlant le feng-shui et le bio. Car à maladie « légère » correspondent médecines douces et attitudes zen. Toujours ce bon vieux mythe de l'homme originellement sain et pur qui se pervertit par des actions impies. On se retrouve confronté aux certitudes des bien-portants ; il est plus aisé de culpabiliser le malade, « c'est parce que tu es trop nerveux », « parce que tu as des pensées négatives », etc.

Du coup, suivre un traitement classique avec médicaments ressemble à une croisade solitaire, c'est long, deux années dans mon cas. Mais c'est surtout le confort psychologique retrouvé qui en vaut la peine. Maintenant, je peux m'énerver ou rire, je peux passer une nuit blanche ou dormir dix-sept heures, je peux partir en week-end, je peux aller dîner avec des gens stressants ou aller au cinéma, surtout je peux ne rien prévoir. Sauf, peut-être, mes médicaments finalement plus rassurants que vraiment nécessaires. Tiens, il faudra que je pense à changer l'Aspégic, il a bientôt un an.

Thierry CHAVANT, cinéaste

Autobilan de votre maladie migraineuse

Le bilan qui suit est celui qui est réalisé dans notre service avant la consultation par les migraineux pour leur permettre de mieux réfléchir à leurs maux de tête, à ce qui les provoque, à ce qui les accompagne, à la façon dont ils jouent sur leur vie et ont été traités ou non précédemment pour répondre de manière plus précise aux questions du médecin lorsqu'ils se trouvent en face de lui. Il n'est évidemment pas exhaustif et ne remplace pas cette consultation mais peut permettre une facilitation de la relation médecin-malade si importante dans la prise en charge de la maladie migraineuse.

Nom :
Prénom :
Sexe :
Date de naissance :
Profession :
Situation de famille :
Situation sociale : actif, retraité, en arrêt de travail, en longue maladie, en invalidité, chômeur :
Adresse :
Téléphone :

Histoire de la maladie

1. À quel âge vos migraines ont-elles débuté ?

2. Se sont-elles améliorées depuis ? Si oui, depuis quand ?

3. Se sont-elles aggravées depuis ? Si oui, depuis quand ?

4. Vos migraines ont débuté à la suite
— d'un changement de vie (travail, mariage ?)
— des premières règles
— d'un accident
— d'une maladie
— d'une grossesse
— d'une intervention chirurgicale

5. Quelle est la fréquence de vos migraines (par mois, par semaine) ?

6. Quelle est leur durée habituelle ?

7. Quelle est leur heure de début habituelle : journée, au petit matin, la nuit, n'importe quand ?

8. Votre migraine est située
— toujours du même côté de la tête
— alternativement d'un côté ou de l'autre. Avec une prédominance pour l'un des deux.
— dans toute la tête

9. Sa localisation est
— au niveau d'un œil
— au niveau des deux yeux
— à la tempe
— au niveau du sourcil
— au sommet du crâne
— à la nuque
— plusieurs de ces localisations en même temps

10. Votre douleur est
— pulsatile (battant au rythme du cœur)
— en étau
— lancinante
— en éclair

— sourde
— déchirante
— brûlante

11. Votre migraine est accompagnée
— d'une hypersensibilité à la lumière
— d'une hypersensibilité au bruit
— de nausées
— de vomissements
— de troubles visuels (flash, point lumineux, vision brouillée)
— d'engourdissement du bras ou du visage
— de gêne à la parole
— d'un larmoiement unilatéral
— d'un écoulement nasal unilatéral
— d'angoisse
— de désespoir
— de difficultés intellectuelles
— de pâleur de la face

12. Pendant la crise, est-il mieux pour vous de rester allongé au calme dans l'obscurité ou de vous occuper en attendant la fin ?

13. Les éléments suivants vous semblent-ils provoquer vos migraines ?
— Stress (heureux ou malheureux)
— Week-ends
— Fatigue
— Manque de sommeil
— Excès de sommeil
— Changement de temps
— Repas important ou à l'inverse sensation de faim
— Alcool
— Chocolat
— Fromages fermentés
— Constipation
— Cinéma, télévision, jeux vidéo, travail sur ordinateur

— Règles, ovulation, prise d'une pilule contraceptive

14. Vos migraines diminuent-elles d'habitude pendant vos vacances ?

15. Si vous êtes une femme et que vous ayez été enceinte, la grossesse a-t-elle amélioré vos migraines ?

16. Situez l'intensité habituelle de votre douleur par une croix sur la ligne qui suit (allant de 0 = aucune douleur à 10 = douleur intolérable)

0 ---------------------------------10

17. Vos migraines rendent

— votre travail difficile ou impossible

— votre vie de famille difficile ou impossible

— votre vie conjugale ou affective difficile ou impossible

— votre vie sociale difficile ou impossible

18. Si vous avez déjà utilisé un médicament pour vos crises, cochez-le ci-dessous en indiquant son efficacité de 0 à 3 (0 = nulle, 1 = moyenne, 2 = bonne, 3 = très bonne)

— Aspégic, Catalgine forte, Aspro Excel

— Doliprane, Efferalgan, Dafalgan

— Efferalgan codéiné, Dafalgan codéiné

— Prontalgine, Compralgyl, Véganine, Novacétol, Migpriv, Céphalgan

— Propofan, Diantalvic, Antalvic

— Nurofen, Nuréflex, Ibuprofène

— Optalidon, Salgydal, Viscéralgine forte, Baralgine

— Profénid, Indocid, Ponstyl

— Gynergène caféiné, Migwell

— Migpriv, Céphalgan

— Zomig, Zomig-oro, Naramig, Maxalt

— Diergo-Spray, Dihydroergotamine

— Imigrane, Imiject

— Primpéran, Vogalène, Anauzin, Motilium

Précisez à quelle dose vous avez utilisé ces médicaments et sous quelle forme (comprimés, suppositoires, etc.).

19. Si vous avez déjà suivi un traitement de fond, indiquez-le ci-dessous en précisant combien de temps vous l'avez utilisé, son efficacité et les effets secondaires éventuels qu'il vous a occasionnés.

— Dihydroergotamine, Séglor, Ikaran
— Avlocardyl, Lopressor, Timolol, Sectral, Visken, Ténormine, Seloken
— Laroxyl, Élavil
— Nocertone
— Sanmigran
— Désernil
— Rivotril, Tégrétol, Dépakine
— Anafranil, Tofranil
— Sibélium, Vidora
— Isoptine, Tildium
— Motilium, Périactine
— Dogmatil, Synédil, Solian

20. Avez-vous déjà suivi un traitement par une « médecine douce » ? Combien de temps ? Avec quelle efficacité ?

— Homéopathie
— Acupuncture
— Relaxation
— Phytothérapie (traitement par les plantes)
— Manipulation vertébrale
— Kinésithérapie
— Stimulation électrique
— Psychothérapie, psychanalyse
— Hypnose

Arrivé au terme de ce bilan, pensez-vous avoir fait le tour complet de votre problème de migraine et sinon, dans le cas contraire, indiquez ci-dessous les réflexions particulières que vous pensez utiles de faire connaître au médecin pendant la consultation (exemple : maladies coexistantes, traitement en cours, etc.).

....
....
....
....
....
....
....

Vous voilà maintenant armé pour bien prendre en charge votre maladie migraineuse en accord avec votre médecin et en connaissant tous les paramètres qui pourront être utiles pour cela. Bon courage.

Autoquestionnaire d'orientation diagnostique

Le questionnaire qui suit ne remplace pas, si vous souffrez de maux de tête, une consultation médicale car seul un médecin peut poser le diagnostic et la cause réelle de vos céphalées. Mais il vous permettra de réfléchir au préalable à celles-ci, ce qui peut faciliter l'entretien avec le thérapeute et vous économiser du temps. Par ailleurs, il peut vous inciter à effectuer cette démarche en ayant une meilleure idée de ce qui vous fait souffrir, et partant de vous décider à mieux vous prendre en charge.

1. Votre père, votre mère ou quelqu'un de votre famille a-t-il des maux de tête semblables aux vôtres ?

2. Avez-vous des nausées et/ou des vomissements avant ou pendant vos maux de tête ?

3. Avez-vous des troubles de la vision (vision brouillée ou hypersensibilité douloureuse à la lumière, etc.) avant ou pendant vos maux de tête ?

4. Votre mal de tête commence-t-il le plus souvent d'un seul côté de la tête ?

5. Votre mal de tête survient-il surtout au réveil ?

6. Les activités physiques comme le sport facilitent-elles l'apparition de vos maux de tête ?

7. La douleur de votre mal de tête bat-elle au rythme de votre cœur ?

8. Si vous êtes une femme, votre mal de tête survient-il surtout au moment des règles ou de l'ovulation ?

9. Votre mal de tête survient-il surtout les week-ends ?

10. Le chocolat, le fromage fermenté ou l'alcool vous provoquent-ils des maux de tête ?

Si vous avez répondu oui à plus de cinq des questions précédentes, vous souffrez plus que probablement de céphalées migraineuses.

Plus schématiquement, le questionnaire classique de l'IHS pour la migraine est le suivant.

I. La douleur survient généralement par accès qui durent de 4 à 72 heures sans mal de tête entre les crises ❑ OUI ❑ NON

II. Votre mal de tête présente les caractéristiques suivantes :

- Il prédomine dans une moitié du crâne ❑ OUI ❑ NON
- Il est pulsatile « comme si le cœur battait dans la tête » ❑ OUI ❑ NON
- Il gêne votre activité quotidienne ❑ OUI ❑ NON
- Il est aggravé par les activités physiques ou l'effort ❑ OUI ❑ NON

3. Pendant la crise

- vous avez des nausées ❑ OUI ❑ NON
- vous avez des vomissements ❑ OUI ❑ NON
- vous êtes gêné par le bruit et la lumière ❑ OUI ❑ NON

Vous êtes migraineux si vous avez répondu oui à la question 1, avez deux réponses positives à la question 2 et une réponse positive à la question 3.

11. Est-ce toujours le même type de mal de tête qui vous arrive ?

12. Votre mal de tête dure-t-il longtemps comme une pression intense, permanente ?

13. Avez-vous mal à la tête plus d'une fois par semaine ?

14. Votre mal de tête apparaît-il quasiment toujours dans la journée ?

15. Avez-vous plus d'un seul type de maux de tête ?

16. Les périodes de stress ou de tension familiales et/ou professionnelles facilitent-elles l'apparition de vos maux de tête ?

17. Votre mal de tête ressemble-t-il à une sensation d'étau ou de bandeau autour de la tête trop serré ?

18. Les muscles de votre cou, de votre nuque ou de vos épaules sont-ils tendus et/ou douloureux pendant vos maux de tête ?

Si vous avez répondu oui à plus de cinq des questions précédentes, vous souffrez de céphalées de tension (notez qu'il est possible que vous souffriez à la fois de migraines et de céphalées de tension).

19. Votre mal de tête survient-il par périodes de un ou deux mois avec des crises quasi quotidiennes durant de vingt minutes à une heure ?

20. La douleur de votre mal de tête ressemble-t-elle à une brûlure quasi intolérable ?

21. Votre douleur est-elle toujours du même côté de la face, centrée au niveau de l'orbite ?

22. Avez-vous l'œil qui pleure et la narine qui coule du même côté que votre douleur ?

23. Êtes-vous un homme ?

24. Êtes-vous ou avez-vous été fumeur ?

Si vous avez répondu oui à plus de trois des questions précédentes, vous souffrez vraisemblablement non pas de migraine mais d'algie vasculaire de la face (*cluster headache* ou « céphalées en grappe »).

25. Ressentez-vous des troubles nerveux, une paralysie d'un muscle ?

26. Votre mal de tête a-t-il changé/est-il apparu récemment en devenant continu et ayant tendance à s'accentuer tous les jours un peu plus ?

27. Ressentez-vous des bruits dans les oreilles (bourdonnements, sifflements) ?

28. Avez-vous des douleurs de la face ou des mâchoires ou des sinus congestionnés durant vos maux de tête ?

29. Avez-vous de la fièvre ou des vomissements au petit matin ?

Si vous avez répondu oui à l'une des questions précédentes, vos maux de tête ont probablement une origine locale ou organique (hypertension artérielle, infection dentaire ou ORL, tumeur ou malformation vasculaire cérébrale). Consultez sans attendre un médecin.

Liste des antalgiques et des antimigraineux (non exhaustive et dénuée de tout caractère publicitaire)

Nom de marque	Nom chimique	Classe de médi-caments	Douleurs traitées	Organe à surveiller contre-indications
Algo Buscopan	contient de la noramido-pyrine	antalgique	douleurs sévères	sang si fièvre ou angine
Anafranil	clomi-pramine	anti-dépresseur	psychalgies dépressions	glaucome adénome, prostate
Aspégic	aspirine	antalgique anti-inflam-matoire	toutes douleurs	estomac
Avafortan	contient de la noramido-pyrine	antalgique	douleurs avec spasmes	sang si fièvre ou angine
Avlocardyl	propranolol	bêta-bloquant	migraine, algie vasculaire de la face	asthme brady-chardie Raynaud
Baralgine	contient de la noramido-pyrine	antalgique	douleurs sévères	sang si fièvre ou angine

Nom de marque	Nom chimique	Classe de médi-caments	Douleurs traitées	Organe à surveiller contre-indications
Catalgine	aspirine	antalgique anti-inflammatoire	toutes douleurs	estomac
Céphalgan	aspirine + méto-clopramide	anti-migraineux	migraine	
Compralgyl	aspirine + phénacétine	antalgique	toutes douleurs	estomac + reins
Diantalvic	paracétamol + dextropro-poxyphène	antalgique	toutes douleurs	vigilance + foie
Diergo-Spray	dihydro-ergotamine	anti-migraineux	migraine	association propanolol
Dergotamine	dihydro-ergotamine	dérivé ergot de seigle	migraine	idem
Désernil Sandoz	méthysergide	dérivé ergot de seigle	migraine	appareil urinaire CI : HTA coronarite
Dihydro-ergotamine Sandoz	dihydro-ergotamine	dérivé ergot de seigle	migraine	contre-indication : association macrolides
Doliprane	paracétamol	antalgique	toutes douleurs	
Dolobis	diffunisal	antalgique	toutes douleurs	
Efferalgan	paracétamol et vitamine C	antalgique	toutes douleurs	

Nom de marque	Nom chimique	Classe de médi-caments	Douleurs traitées	Organe à surveiller contre-indications
Efferalgan codéiné	paracétamol + codéine	antalgique	toutes douleurs	vigilance + foie
Élavil	amitriptyline	anti-dépresseur	migraine, psychalgie	glaucome, prostate
Équanil	méprobamate	tranquillisant	toutes céphalées	
Gynergène caféiné	ergotamine + caféine	dérivé ergot de seigle	crise de migraine (exclusi-vement)	circulation des membres, Raynaud, grossesse
Ikaran	dihydro-ergotamine	dérivé ergot de seigle	migraine	idem DHE
Imigrane	sumatriptan	anti-migraineux	migraine	cœur + TA Antécédent infarctus
Indocid	indométacine	anti-inflam-matoire	céphalées inflam-matoires	estomac
Isoptine	vérapamyl	alpha-bloquant	migraine	pouls + TA
Lamaline	paracétamol + opium	antalgique	toutes douleurs	
Laroxyl	amitriptyline	anti-dépresseur	psychalgies, migraines, dépression	idem Élavil
Lopressor	métoprolol	bêta-bloquant	migraine	TA
Migpriv	aspirine + méto-clopramide	anti-migraineux	migraine	

Nom de marque	Nom chimique	Classe de médi-caments	Douleurs traitées	Organe à surveiller contre-indications
Migralgine	antipyrine + codéine + caféine	antalgique	toutes douleurs	estomac et rein
Migristène	dimétotiazine	anti-migraineux	migraine	
Migwell	ergotamine + caféine	dérivé ergot de seigle	crise de migraine	circulation des membres, Raynaud, grossesse
Nalgésic	fénoprofène	antalgique	toutes douleurs	
Naramig	naratriptan	triptan anti-migraineux	migraine	cœur + TA
Nifluril	acide niflumique	anti-inflam-matoire	douleurs inflam-matoires	estomac
Nocertone	oxétérone	anti-migraineux	migraine	
Optalidon	contient de la noramido-pyrine	antalgique	douleurs sévères	sang si fièvre ou angine
Palfium	dextro-moramide	opiacé	douleurs cancéreuses	toxicomanie
Primpéran	métoclo-pramide	antivomitif	crises de migraine, nausées	
Profénid	kétoprofène	anti-inflam-matoire	douleurs inflam-matoires	estomac

Nom de marque	Nom chimique	Classe de médi- caments	Douleurs traitées	Organe à surveiller contre- indications
Prontalgine	paracétamol, codéine	antalgique	douleur	foie + rein
Propofan	dextropropo- xyphène et paracétamol	antalgique	toutes douleurs	vigilance et foie
Rivotril	clonazépam	anti- épileptique	migraine, névralgie	vigilance
Salgydal	contient de la noramido- pyrine	antalgique	douleurs sévères	sang si fièvre ou angine
Salipran	aspirine + paracétamol	antalgique	toutes douleurs	estomac
Sanmigran	pizotifène	anti- migraineux	migraine	poids ↑, prostate
Sectral	acébutolol	bêtabloquant	migraine, algie vasculaire	asthme, Raynaud, bradychardie
Sédaspir	aspirine + phénacétine	antalgique	toutes douleurs	estomac et rein
Séglor	dihydro- ergotamine	anti- migraineux	migraine	idem DHE
Seloken	métoprolol	bêta- bloquant, inhibiteur calcique	migraine	idem Propanolol
Sibélium	flunarizine	anti- migraineux	vertiges + migraine	état dépressif, syndrome extra- pyramidal

Nom de marque	Nom chimique	Classe de médi-caments	Douleurs traitées	Organe à surveiller contre-indications
Spasmopriv	fénoverine	antalgique	douleurs avec spasmes	œil, prostate, reins
Tamik	dihydro-ergotamine	anti-migraineux	migraine	idem DHE
Tégrétol	carbo-mazépine	anti-épileptique	névralgie du trijumeau migraine	œil, prostate
Témesta	lorazépam	tranquillisant	céphalées, anxiété	risque dépendance
Tiapridal	tiapride	neuroleptique	céphalées vasculaires	
Tildiem	tildiazem	inhibiteur calcique	migraine	TA
Tofranil	imipramine	anti-dépresseur	psychalgies, dépression	idem Anafranil
Tranxène	clorazépate dipotassique	tranquillisant	céphalées, anxiété	vigilance
Valium	diazépam	tranquillisant	céphalées, anxiété	vigilance
Vidora	indoramine	alpha-bloquant	migraine	troubles de l'éjaculation, sécheresse de la bouche
Véganine	aspirine + paracétamol	antalgique	toutes douleurs	estomac et reins
Viscéralgine	tiémonium	antalgique	douleurs avec spasmes	œil et prostate

Nom de marque	Nom chimique	Classe de médi-caments	Douleurs traitées	Organe à surveiller contre-indications
Viscéralgine forte	contient de la noramido-pyrine	antalgique	douleurs sévères	sang si fièvre ou angine
Visken	pindolol	bêta-bloquant	algie vasculaire de la face	idem propanolol
Zomig Zomig-Oro	zolmitriptan	triptan anti-migraineux	migraine	cœur et TA

L'association France Migraine

Créée en 1990, l'association France Migraine représente peut-être le plus grand espoir pour les migraineux d'aujourd'hui comme de demain. Il s'agit d'une association à but non lucratif, semblable aux associations similaires qui existent aux États-Unis (ACHE), en Grande-Bretagne (Migraine Trust), pays où la migraine est reconnue comme une véritable maladie.

Tel est, en effet, un des premiers objectifs de l'association France Migraine : faire reconnaître cette maladie, qui, bien que touchant 10 % de personnes dans le monde, est toujours sous-estimée. Il y a beaucoup à faire pour que devant un migraineux on pense : « Je me trouve avec quelqu'un qui a une maladie comme une autre, une "vraie" maladie, qui handicape la vie et non comme c'est encore trop souvent : "Oh, il a une migraine, c'est psychologique" ! »

Mais qui veut faire reconnaître la migraine veut aussi la faire reconnaître par les pouvoirs publics. La migraine, qui touche plus de huit millions de Français, coûte près de huit cents millions d'euros et surtout cent soixante mille euros d'assurance maladie pour les seuls arrêts de travail qu'elle entraîne.

Peu à peu, sous l'effort de l'AFM des portes s'entrouvrent. La migraine, qui n'en faisait pas partie, va devenir un des éléments de l'enseignement obligatoire que doivent suivre les médecins généralistes (souvent, il faut bien le reconnaître, les plus durs à convaincre, mais aussi ceux qui, s'ils sont bien informés, peuvent être les mieux armés pour se battre contre la migraine).

L'association France Migraine veut aussi être une association vivante et pratique. Ainsi, elle a mis en place une *hot line* avec les assurances AXA pour répondre aux questions les plus courantes sur la migraine. Mais ce n'est pas le plus important.

L'Internet, ce moyen de communication qui va grandissant chaque jour, a permis à l'AFM de développer un site sur la migraine contenant des informations sur la maladie, ses mécanismes et ses traitements, et surtout, ce qui n'est pas le moins important, un forum de discussion où les migraineux pourront échanger leurs impressions, leurs vécus, leurs « trucs » et obtenir des conseils les concernant. L'adresse de ce site est

www.sos-migraine.com

Pour tous renseignements concernant l'association France Migraine ou adhésion, vous pouvez écrire au 59, avenue Kléber, 75116 Paris.

Liste des centres antimigraineux

En France

Paris

Hôpital Broussais, service du Pr Safar 96, rue Didot 75014 Paris Cedex 14	01 43 95 91 25
Hôpital Saint-Joseph, service du Pr Degos 1, rue Pierre-Larousse 75674 Paris Cedex 14	01 44 12 34 19
Hôpital Louis-Mourier, service du Pr Pradalier 178, rue des Renouillers 92701 Colombes Cedex	01 47 60 67 05

Régions

Hôpital Morvan de Brest, standard	02 88 22 33 33
— Service neurologique du Pr Goas	02 98 34 73 00
Hôpital Pellegrin de Bordeaux, Pr Henry Patrick	05 56 79 56 79
C.H.U. de Caen, standard	02 31 06 31 06
— Dr Defer et Dr Marié	02 31 06 46 21
— Drs Ledoze, Schupp, Leber	02 31 06 46 17
— Drs Viader, De Lafayette, Fromager	02 31 06 46 24
C.H. de Chambéry, standard	04 79 96 50 50
— Dr Rambaud	04 79 96 50 60
C.H. de Clermont-Ferrand, Dr Picard	04 73 75 21 54

Hospices civils de Colmar, Dr Zenglein	03 89 12 41 55
— Standard	03 89 12 40 00
— Service de neurologie	03 89 12 41 48
C.H. de La Rochelle, Dr Latinville	05 46 45 52 35
— Standard	05 46 45 50 50
C.H.U. de Lille, Pr Destée	03 20 44 67 52
— Drs Lucas et Leys	03 20 44 68 56
— Standard	03 20 44 59 62
Hôpital neurologique de Lyon	
— Drs Chazot, Henry, Broussolle	04 73 35 72 22
H. Sainte-Marguerite de Marseille	
— Pr Gastaut	04 91 74 40 00
Hôpital de la Timone de Marseille, Pr Serratrice	04 91 38 65 79
Clinique Saint-Hilaire de Rouen, Dr Boquet	02 35 08 33 34
C.H. de Rangueil de Toulouse, Pr Géraud Gilles	05 61 32 26 45
Hôpital Bretonneau de Tours, Pr Autret	02 47 47 47 47

À l'étranger

Angleterre

Londres : Migraine Clinic (Charter House Square 22)	00 44 20 72 51 33 22
Migraine Trust (Great Ormond Street 45)	00 44 20 78 31 48 18
Londres : Peter J.Goadsby (National Hospital for Neurology)	00 44 20 78 29 87 49

Belgique

Liège : Jean Schoenen
CHR Citadelle
Liège B-4000 00 32 4 225 63 91

Canada

Toronto : John Eadmeads
Sunnybrook Medical Center 00 416 480 45 92

Québec : Centre médical la Noblesse 00 514 436 12 96

Montréal : Michel Aube
Montréal Neurological Institue 00 514 398 85 52

Grégorio Zlotnik
Montréal Migraine Clinique 00 514 337 04 32

Vancouver : Virginia Devonshire 00 604 681 88 30

Lorne F.Kastrukoff
Vancouver Hospital 00 604 822 71 47

Gordon Robinson 00 604 875 55 49

Italie

Florence : Pr Federico Sicuteri
(Studio Medico) 00 39 05 52 48 07 16

Venise : Dr Carlo Capri
(Ospedale San Giovanni e Paolo) 00 39 041 52 33 121

Suisse

Baden : Christian Meyer	00 41 56 222 03 66
Basel : Irène-Claire Barone-Kaganas	
Langenthal : Gerhard Jenzer	00 41 62 222 53 35
Zürich : Peter Stephane Sandor University Hospital	00 41 1 255 56 11

USA

Chicago : Diamond Headache Clinic	00 1 312 388 63 90
Annarbor : Joel Saper Michigan Head Pain & Neuro.Institute	00 1 734 677 60 00
New York : Seymour Solomon	00 1 718 920 42 03

Un centre à part : le « centre d'urgence des céphalées »

Depuis le 12 septembre 2000 a été créé à l'hôpital Lariboisière de Paris (2, rue Ambroise-Paré 75010, tél. : 01 49 95 86 66) un centre d'urgence des céphalées destiné à prendre en charge vingt-quatre heures sur vingt-quatre et sept jours sur sept les adultes souffrant de maux de tête d'installation brutale ou persistant malgré les traitements à domicile. Son premier objectif, les maux de tête pouvant être un symptôme dont la cause peut engager le pronostic vital (par exemple, méningite ou accident vasculaire cérébral), est d'éliminer et le cas échéant de traiter les causes graves de céphalées.

La création de cette unité spécialisée s'intègre à la structure de l'hôpital notamment en s'appuyant sur le service de neuroradiologie pour un diagnostic rapide et le service de neurochirurgie pour les interventions en urgence, mais aussi les services d'ORL (sinusite aiguë), ophtalmologie (glaucome), psychiatrie et un centre antidouleur, soit un pôle complet qui permet de traiter ces pathologies sur le même site. Ce qui est à souligner, c'est que ce centre s'inscrit dans un projet à long terme comportant également la mise en place d'un enseignement universitaire et le développement de recherches menés pour partie dans le cadre de coopérations internationales puisque les médecins du centre, neurologues pour la plupart, font partie de la Société internationale pour l'étude des céphalées (IASH).

En théorie, en termes de santé publique, une telle structure devrait non seulement améliorer la prise en charge, et aussi, peut-être, mais cela est très discutable, réduire les coûts directs et indirects liés aux céphalées évalués à quelque cinq milliards de francs par l'assurance maladie. Cette première française et européenne représente un progrès dans la prise en compte des maux de tête, **mais ce type de projet ne doit pas enlever aux généralistes leur rôle prioritaire de diagnostic et de traitement dans cette pathologie.**

Collection
ÉVOLUTION

Bien-être et développement personnel, Forme et santé, Enfants et famille, Vie de couple, Sexualité

Parce que adopter une démarche personnelle ou devoir surmonter un problème ponctuel ne sont pas des questions anodines, parce que se sentir seul(e) dans un moment difficile est la pire des choses, la collection Évolution propose des livres pour vous faciliter la vie.
Vous trouverez présentés dans les pages qui suivent des ouvrages clairs, précis et faciles d'accès, qui, écrits par les plus grands spécialistes, vous aideront à répondre aux questions que vous vous posez.

Pour en savoir plus : www.pocket.fr

Forme et santé

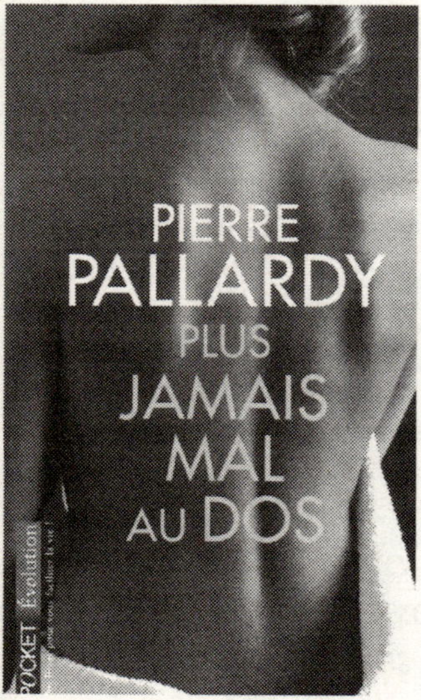

Plus jamais mal au dos
Pierre PALLARDY
Pocket n° 13200

On ne soigne pas seulement un mal de dos avec des massages, des anti-inflammatoires, des infiltrations. Il faut aussi traiter l'individu dans son ensemble et lui redonner une nouvelle énergie. Pierre Pallardy propose une méthode simple et efficace, à mettre en œuvre dans toutes les circonstances de la vie, qui permet de guérir durablement les problèmes de dos.

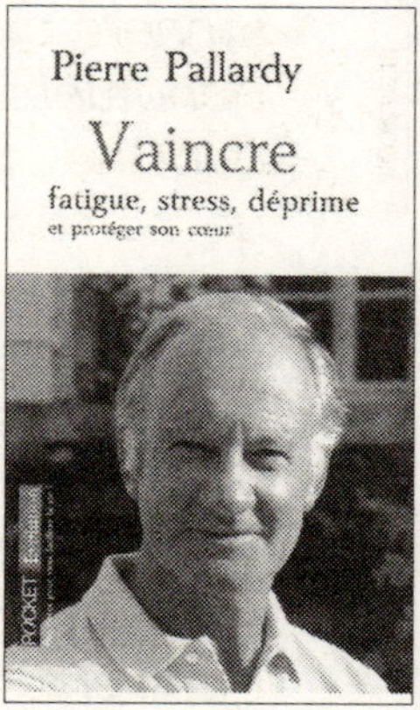

Vaincre fatigue, stress, déprime et protéger son cœur
Pierre PALLARDY
Pocket n° 12330

Baisse de tonus, anxiété, perte de joie de vivre : triomphez enfin de tous ces maux qui envahissent le quotidien en suivant la méthode de Pierre Pallardy. Toutes les clés pour une vie épanouie, en pleine santé.

Pour en savoir plus : www.pocket.fr

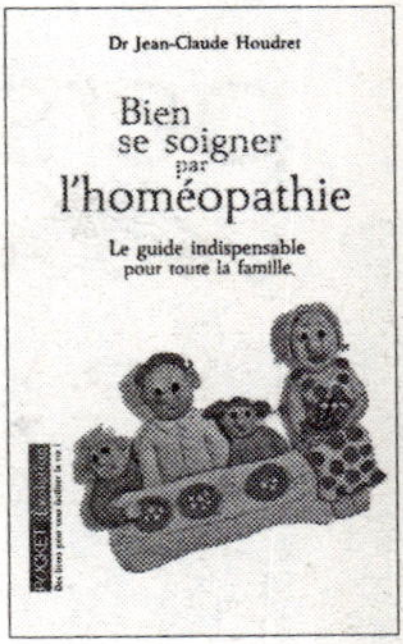

Bien se soigner par l'homéopathie
Dr Jean-Claude HOUDRET
Pocket n° 12312

Que vous connaissiez déjà cette médecine naturelle ou que vous souhaitiez la découvrir, voici un guide familial pratique et accessible, contenant toutes les informations indispensables pour vous soigner naturellement et prendre en main votre santé comme celle de votre famille.

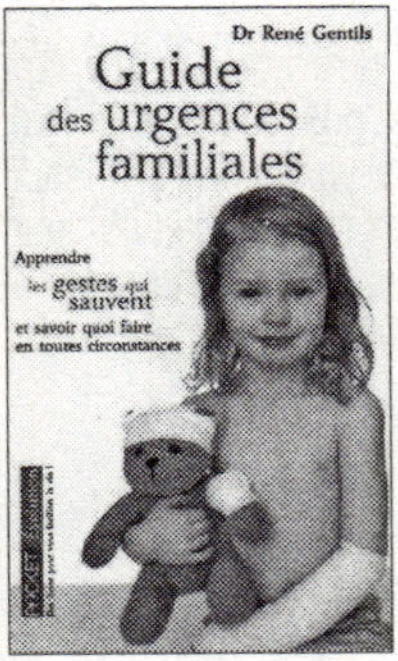

Guide des urgences familiales
Dr René GENTILS
Pocket n° 12311

Comment réagir face à un accident domestique ? Comment déterminer son degré de gravité ? Que faire en attendant l'arrivée des secours ? Adopter le *Guide des urgences familiales,* c'est pouvoir prendre la meilleure décision et agir intelligemment et calmement en toute situation.

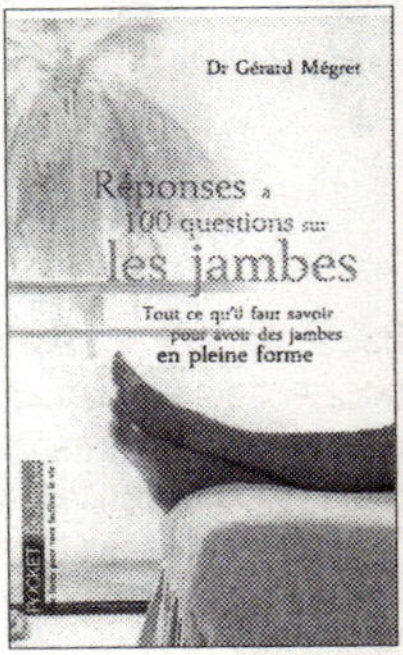

Réponses à 100 questions sur les jambes
Dr Gérard MÉGRET
Pocket n° 12218

Près d'un tiers des Européens souffre de maux de jambes au quotidien. Face à ces nouveaux fléaux comme les entorses, les œdèmes ou les phlébites, le docteur Gérard Mégret propose un guide pratique et détaillé pour vous aider à enjamber la vie !

Pour en savoir plus : www.pocket.fr

Bien-être et développement personnel

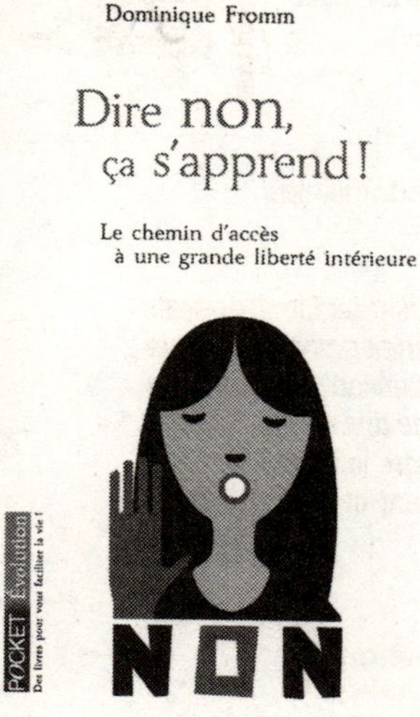

◂ Dire non, ça s'apprend !
Dominique FROMM
Pocket n° 12975

Il est très difficile de dire non, et pourtant, cela s'apprend. Nous possédons tous une force à laquelle nous devons faire confiance. Cet ouvrage analyse les causes de nos peurs et hésitations, et nous accompagne sur le chemin d'une plus grande liberté intérieure.

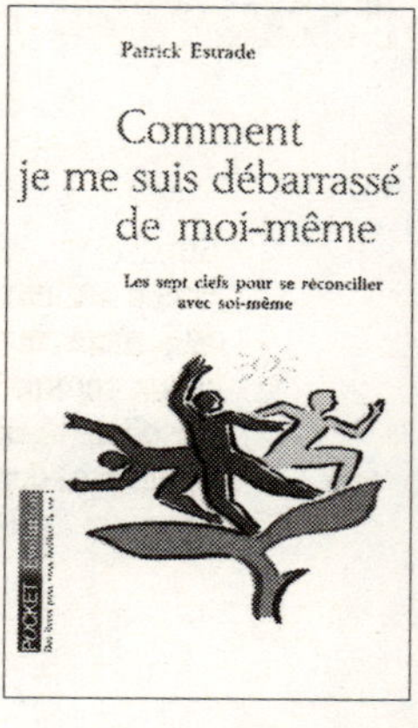

Comment je me suis débarrassé de moi-même ▸
Patrick ESTRADE
Pocket n° 12805

Pour nous prémunir contre les risques de la vie, nous élaborons des systèmes de défense qui, loin de nous protéger, nous enferment dans une individualité qui n'est pas la nôtre. Ce livre nous donne des clés pour ouvrir les portes de notre véritable identité et nous réconcilier avec nous-même.

Pour en savoir plus : www.pocket.fr

Bien-être et développement personnel

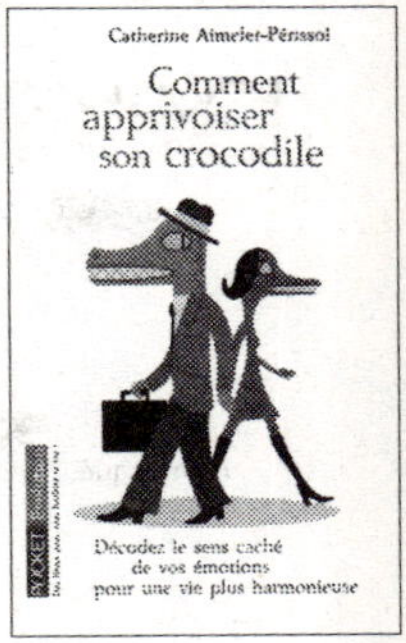

Comment apprivoiser son crocodile
Catherine AIMELET-PÉRISSOL
Pocket n° 11917

Le crocodile, c'est notre cerveau reptilien, qui dicte notre conduite dès que nous nous sentons menacés. Cet ouvrage nous aide à décoder le langage de nos émotions. « Apprivoiser notre crocodile », c'est mieux accepter qui nous sommes, et agir sur qui nous serons.

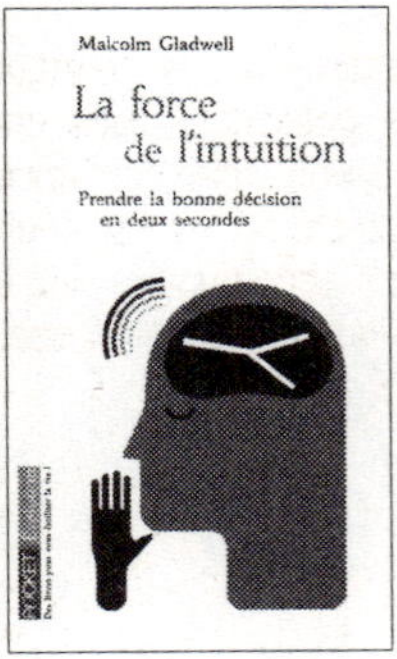

La force de l'intuition
Malcolm GLADWELL
Pocket n° 13228

Doit-on se fier à son intuition ? En s'appuyant sur les dernières découvertes en neurosciences et en biologie, Malcolm Gladwell démontre l'efficacité de cette capacité de discernement spontanée, et prouve que l'intuition est souvent la meilleure des conseillères.

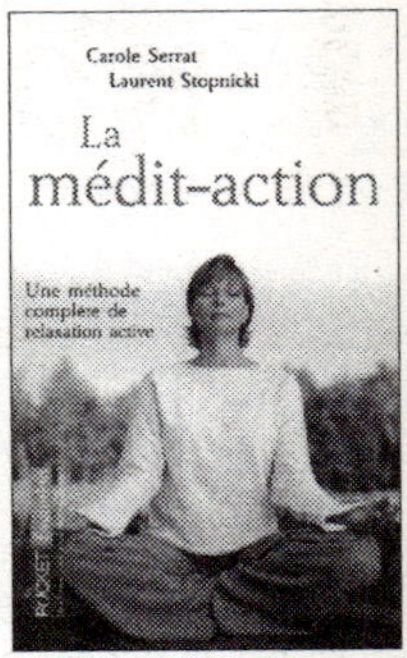

La médit-action
Carole SERRAT & Laurent STOPNICKI
Pocket n° 12609

Stressé, tendu, préoccupé ? Découvrez la médit-action ! Cette méthode originale de relaxation allie sophrologie, techniques orientales de respiration et méditation, et permet de retrouver la source du bonheur, qui est en chacun de nous. Un voyage intérieur vers la sérénité...

Pour en savoir plus : www.pocket.fr

Acheter eau riche
en magnésium –

microvascularisation

vasoconstriction
puis vasodilatation des
vaisseaux extracraniens

Photocomposition Nord Compo
Villeneuve-d'Ascq, Nord

Impression réalisée sur Presse Offset par

CPI
Brodard & Taupin

44880 – La Flèche (Sarthe), le 06-12-2007
Dépôt légal : mars 2004
Suite du premier tirage : décembre 2007

POCKET – 12, avenue d'Italie - 75627 Paris cedex 13

Imprimé en France